DE LA RÉORGANISATION

DE

L'INTENDANCE SANITAIRE

AU POINT DE VUE

DU DROIT COMMUNAL

DE L'INTÉRÊT MARSEILLAIS

PAR

ALEXANDRE GONTARD, AVOCAT;

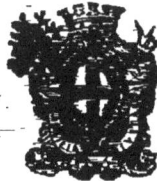

MARSEILLE

..., IMPRIMEUR DE LA VILLE ET DE LA PRÉFECTURE,

RUE CANEBIÈRE, 45.

—

1851

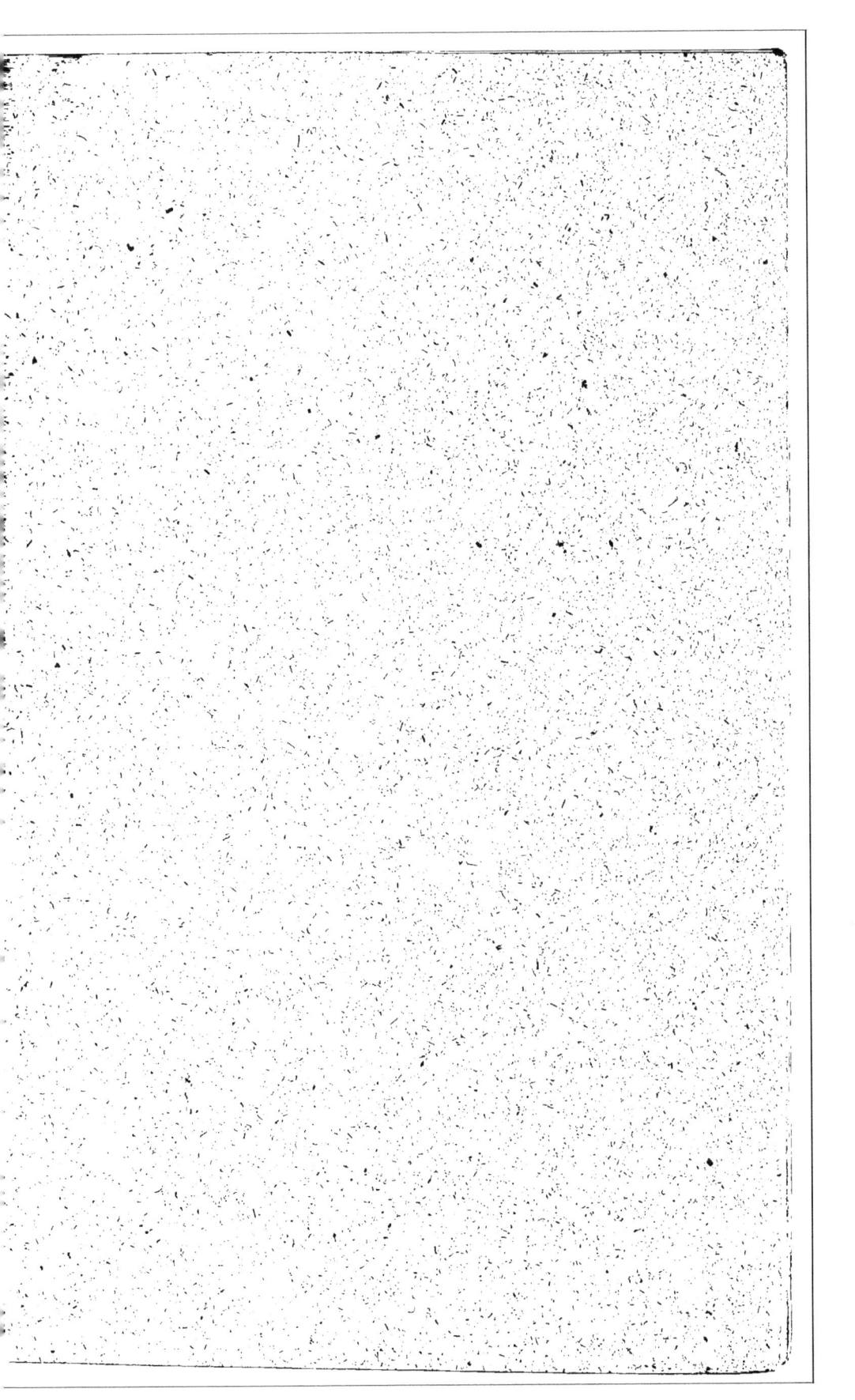

DE LA RÉORGANISATION

DE

L'INTENDANCE SANITAIRE.

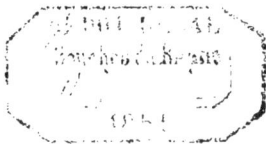

DE LA RÉORGANISATION

DE

L'INTENDANCE SANITAIRE

AU POINT DE VUE

DU DROIT COMMUNAL

ET DE L'INTÉRÊT MARSEILLAIS

PAR

Alexandre GONTARD, Avocat,

CONSEILLER MUNICIPAL.

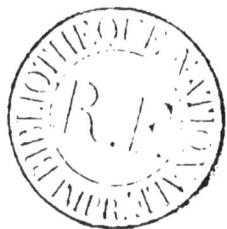

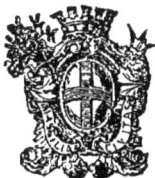

MARSEILLE

SENÈS, IMPRIMEUR DE LA VILLE ET DE LA PRÉFECTURE,

RUE CANEBIÈRE, 15.

—

1851

AUX MARSEILLAIS,

-o◉o-

C'est à vous, chers Concitoyens, que je dédie
ce modeste Aperçu sur une de nos plus précieuses
Institutions Marseillaises. Veuillez en agréer l'hommage, comme une marque de mon dévoûment absolu
à vos intérêts, et comme un gage de ma reconnaissance, pour l'honneur insigne que vous avez daigné
m'accorder, en m'appelant à vous représenter au sein
du Conseil de la Cité.

Al. GONTARD.

Marseille, le 18 décembre 1850.

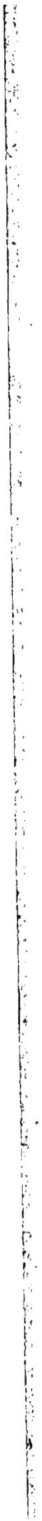

I

COUP-D'ŒIL HISTORIQUE.

❦

Ce qui constitue la grandeur , la prospérité, la sécurité d'une cité , c'est la force de son organisation municipale. C'est à cette force, c'est aux institutions qui la protégeaient dans le passé, que Marseille a dû son existence, prolongée avec éclat à travers les siècles même les plus tourmentés de révolutions , et le magnifique développement de sa fortune commerciale.

L'Intendance Sanitaire fut une de ces institutions.

Elle naquit de la triste nécessité des temps, du besoin de garantir une population, bien des fois décimée, de l'invasion fréquente de fléaux dévastateurs, de maladies pestilentielles, que lui envoyait l'Orient avec ses richesses empoisonnées. Ce fut l'organisation, du côté de la mer, de cette police sanitaire dont l'exercice appartient de droit naturel à l'administration locale. Veiller sur la vie de ses concitoyens, n'est-ce pas, en effet, le premier devoir du magistrat municipal !

Ouverte, pour son intérêt commercial, à toutes les relations intérieures et extérieures, Marseille eut bien des fois à déplorer des désastres, pour ne pas s'être précautionnée

contre les dangers attachés à ces relations. 1476', 1484,
1505, 1507, 1527, 1530 , 1547, 1556, 1557, 1580, 1586,
1587, 1628, 1630, 1649, et surtout 1720, sont autant de dates
funèbres inscrites dans son histoire. Elles rappellent à nos
souvenirs attristés vingt-et-une invasions de la peste, je-
tant la douleur et la mort au milieu de notre cité.

Dès ces époques néfastes, les Consuls de Marseille avaient
étendu leur sollicitude et les soins de leur administration
sur ce côté si intéressant de l'intérêt municipal. Nous trouvons à la date de 1476, des instructions concernant les
mesures à prendre par rapport aux provenances des pays
suspects, qui leur furent données par le roi Réné. Plus
tard les calamités auxquelles Marseille se trouva en proie,
ayant révélé d'une manière plus complète, à ses administrateurs municipaux, l'importance du service sanitaire, ils
s'adjoignirent pour ce service des délégués spéciaux , exclusivement affectés à en suivre le fonctionnement.

Telle fut l'origine d'un *Bureau de Santé*, composé de
membres élus par le Conseil de Ville et administrant les
affaires de la santé publique sous la direction de l'autorité
municipale.

Les registres de 1640 sont les premiers qui font mention du nombre et du nom des *Intendants*, désignés sous
le nom de *Conservateurs de la Santé*.

Avant cette époque nous trouvons seulement dans nos
archives, à la date du 18 avril 1526 , une délibération du
Conseil de Ville, à l'effet de bâtir un Lazaret dans le voisinage de la porte de l'Ourse et de la Joliette. Ce Lazaret fut
abandonné en 1557, pour un autre , situé au port Saint-
Lambert (les Catalans), quartier où la ville acquit plusieurs
édifices appartenant à l'abbaye de Saint-Victor et dont
une partie a conservé pour cela le nom de *Vieilles infirmeries*. Il fut terminé aux frais de la commune, en 1560.

Plus tard, en 1662, l'élévation du fort Saint-Nicolas fut

cause d'un nouveau déplacement de cet établissement et
entraîna sa translation du côté du port d'Arenc, où il est
demeuré jusqu'à ce jour. Ce fut la ville qui jeta les fon-
dations du nouveau Lazaret, qui concourût de ses deniers
à l'achat des terrains, à la construction des bâtiments (1).

L'organisation régulière de notre Intendance Sanitaire a
donc concordé à peu près avec la création des Lazarets, dont
les Vénitiens eurent la première idée au moyen âge, à l'é-
poque de l'apogée de leur puissance commerciale, comme
de l'accessoire obligé d'un système de séquestration et de
purification, qui sous le nom de *Système Quarantenaire*,
fut organisé à l'effet d'empêcher, dans les cas de danger re-
connu ou seulement de suspicion, l'importation au sein de
populations saines, des germes d'infection pestilentielle.
C'était une manière de protéger à la fois, et l'existence de
ces populations et la continuité de leurs relations maritimes,
source de tant de prospérité.

Le nombre des Intendants de la Santé a varié assez souvent, il a été de 24 en 1640, 1641, 1646, 1648; de 17, de 1650,
à 1652; de 15, en 1642; sauf ces exceptions, il a presque
toujours été de 16 membres, et la durée de leurs fonctions
fixée à un an, dans le principe, a été portée successivement
à deux, à quatre, et enfin à six ans.

C'était le Conseil de Ville qui nommait chaque année, le
18 octobre, les Intendants qui devaient remplacer ceux que
la durée de leurs services faisait sortir de l'administration;
les échevins y furent nominativement placés, dans des circonstances graves, au nombre de deux ou de trois; mais
l'ordonnance du 13 septembre 1724 les rendit tous mem-
bres-*nés* de l'Intendance.

Les attributions des Intendants consistaient, à exercer

(1) Voir, à ce sujet, le récent et remarquable Rapport de
M. le marquis de Gaillard, sur la propriété des terrains du Lazaret.

une surveillance continuelle sur tous les bâtiments qui entraient dans le port ou arrivaient aux îles de Marseille ; à recevoir les déclarations des capitaines et patrons de ces bâtiments, et à s'assurer de leur état sanitaire ; à prescrire la quarantaine aux cas et dans les formes déterminées par les réglements, et à ordonner et faire exécuter dans le Lazaret les purges des marchandises venant du Levant. Les autorités supérieures dont ils relevaient, étaient celles dont relevait l'Administration Municipale elle-même , c'est-à-dire, le Gouverneur de Provence et le premier Président du Parlement, qui était à la fois Intendant de Justice et du Commerce.

Le réglement du *sort* , arrêté en 1652, fixait le mode d'élection à ce genre de charge, en même temps que le mode des élections aux charges municipales. L'art. xi, de ce réglement, était ainsi conçu : « trois nominateurs proposeront au Conseil municipal, après l'élection des Consuls.... les *Intendants* du port, et il sera procédé de la manière déterminée pour les autres officiers municipaux. »

L'art. 13 de l'édit de 1717 portait expressément : « Que ce sont les Echevins qui sont chargés de tous les objets de la police.... et de veiller à la santé publique et au commerce, en signant *les certificats de santé et autres expéditions concernant la police et le commerce*. » Le même édit, par son art. 59, reconnaissait au Conseil municipal le droit d'élire annuellement les Intendants de la Santé au nombre de 14, non compris les deux Echevins , sortant de charge chaque année. Ceux-ci étaient réputés Intendants-*nés*, sans avoir besoin de ballotage, ni d'autres titres, que celui de leur magistrature, qu'ils terminaient dans les fonctions attribuées à ce bureau.

L'ordonnance de Fontainebleau, du 13 septembre 1724, réduisit à six le nombre des Intendants élus chaque année par le Conseil municipal et les fit servir avec six anciens et toujours avec les deux Echevins sortant, de manière qu'il

n'y eût périodiquement que la moitié du bureau de renou-
velée, et qu'il en restât toujours la moitié de ceux qui avaient
servi l'année précédente. Cette précaution fort sage, qui
alliait au zèle d'administrateurs nouveaux, l'expérience
d'administrateurs anciens, fut une heureuse modification
apportée à la composition de notre Intendance, après la
terrible peste de 1720. Cette cruelle épidémie, en ré-
vélant l'importance des services d'une bonne Administration Sanitaire, avait fait sentir la nécessité de régulariser
et de perfectionner son organisation.

La révolution de 1792, malgré la centralisation excessive
de sa politique, ne changea rien à l'organisation naturelle de
l'Intendance Sanitaire de Marseille. Elle respecta le droit
qu'avait traditionnellement la première cité maritime de
la République, de veiller à sa préservation en même temps
qu'à celle de la France et un décret de la Convention, à
la date du 9 mai 1793, confirma l'ordonnance de Fontainebleau, ainsi que les anciens réglements Sanitaires.

Ces réglements, en ce qui touchait les membres de l'Intendance, cantonnaient leur choix dans une certaine catégorie de citoyens, parmi les anciens négociants et notamment parmi ceux ayant résidé en Levant, et parmi les
anciens capitaines de vaisseaux ayant navigué en Levant et
retirés du service. C'était une garantie d'aptitude jointe
pour ces administrateurs à la garantie de moralité et
d'indépendance qu'offrait l'élection communale.

Le Conseil de la commune, né de la révolution, donna
l'exemple de la fidélité aux anciennes traditions, en éli-
sant les conservateurs de la santé qui devaient administrer
sous ses auspices. Malheureusement ces Intendants eurent
la coupable pensée de se perpétuer dans leurs fonctions
à la faveur de la confusion des années qui suivirent leur
élection ; et pour ne pas être obligés de les déposer, ils
trouvèrent commode de nier le droit du Conseil, qui les
avait élus, à nommer leurs remplaçants.

Dans ce but d'usurpation, ils se mirent à la discrétion du Ministre de la Marine, lui reconnaissant une autorité qu'il n'avait jamais eue. Ils espéraient ainsi se ménager une certaine influence sur ses décisions et les faire tourner à leur profit personnel. C'est ce qui arriva en effet.

En échange de leur complaisante soumission, ils obtinrent du Ministre, la promesse qu'il donnerait son approbation aux choix qu'ils feraient eux-mêmes des nouveaux conservateurs; ce qui eut lieu en l'an VI, pour deux places, dont l'une était depuis longtemps vacante.

Le Conseil de Ville ne pouvait pas laisser accomplir sans protestation une pareille usurpation de ses droits. Il en confia l'examen à une Commission qui, par l'organe d'un de s es membres, les défendit d'une manière on ne peut plus victorieuse dans un savant rapport, à la date du 25 vendémiaire an IX (17 octobre 1800). Nous ne saurions nous empêcher d'en citer quelques fragments :

« Dans le premier moment d'un premier ordre de choses, il est presque sans exemple qu'il ne s'introduise quelque usurpation, à la faveur de la confusion momentanée, mais inévitable, que produit un changement quelconque. Cette vérité, que l'expérience nous apprend, s'est vérifiée dans Marseille, lors de l'établissement du bureau central et de la division de la commune, en trois municipalités : c'est alors que le Bureau de Santé, jusques là borné à inspecter, sous la surveillance des autorités locales', les vaisseaux qui arrivent journellement dans Marseille est parvenu à se soustraire à cette surveillance salutaire et, abusant du titre déféré à ses membres de Conservateurs de la Santé, est devenu lui-même autorité publique indépendante et a été jusqu'à s'attribuer les droits, les prérogatives et les fonctions de la magistrature.

« Nous avons déjà fixé l'attention du Conseil sur la déli-

vrance et le produit des patentes de santé et certificats
maritimes ; nous avons démontré que c'était là une des
principales fonctions des Autorités locales, usurpées par
le bureau de la santé, et le conseil a pris dans sa sagesse la
détermination qu'exigeaient et l'importance et la nature
de l'objet. Mais quelque majeur que nous ait paru cet
objet, ce n'est pas le seul qui demande toute votre attention ; celui qui tient en quelque sorte à l'existence de
l'autorité publique, à l'essence et à la nature des fonctions
de nos magistrats , à la sûreté de nos contrées et de nos
concitoyens , ne le sera pas moins pour vous et excitera ,
n'en doutons pas , tout votre zèle et toute votre so llici-
tude.

« La position de Marseille , la sureté de son port, la
rendent le centre du commerce du Levant et l'entrepôt
de toutes les marchandises qui nous viennent de cette
partie où la peste semble naturalisée et exerce si souvent
et si naturellement ses ravages.

« Il fallait pour préserver Marseille et la France de ce
redoutable fléau , des précautions extraordinaires que trop
souvent des évènements funestes ont fait connaître insuffi-
santes. Le magistrat public chargé de tant et de si diver-
ses fonctions , ne pouvant d'ailleurs se trouver partout ,
a dû pouvoir veiller plus particulièrement à cette partie
de la sureté publique par des délégués qui, chargés de tous
les détails d'exécution , ne lui laissaient plus que cette surveillance générale inhérente à ses fonctions, et suffisante cependant pour le mettre à portée de prévoir et
de calculer les moyens d'entretenir l'ordre , la sureté publique et d'écarter , par des dispositions sages et bien or-
données, tout ce qui y pourrait y nuire ou les troubler.

. . . Après avoir passé en revue la législation qui établis-
sait d'une manière irréfragable le droit de la municipalité
à la direction de l'Administration Sanitaire , l'honorable
rapporteur de 1800 concluait ainsi:

« C'est le magistrat public qui est chargé de la sûreté de la Cité et non de simples délégués de son pouvoir; c'est lui qui doit veiller à tout ce qui intéresse la sûreté publique. C'est à lui qu'appartient le droit de faire les réglements et les actes d'autorité que peuvent exiger les circonstances et il est impossible de méconnaître son droit sans fouler aux pieds tous les principes.

« Aussi voyons-nous qu'en 1580, 1630, 1649, 1650 et plus récemment en 1720, c'était les Echevins qui mandaient auprès d'eux les Intendants de la Santé et leur prescrivaient le régime intérieur du Lazaret, qui ordonnaient les entrées et les sorties, qui enfin, dirigeaient et administraient en chef cette partie.

. . . .

« Nous vous proposons donc :

1° De demander au Gouvernement par l'intermédiaire du citoyen Préfet, de faire restituer au Conseil municipal, l'élection annuelle des Conservateurs de la Santé en la forme prescrite par l'ordonnance de Fontainebleau, sauf les modifications exigées par les circonstances actuelles ;

2° De modifier cette ordonnance de la manière qui va être désignée, savoir : les deux Echevins sortant de place et qui étaient Intendants-*nés* de la Santé, seront remplacés par le Préfet comme exerçant dans Marseille les fonctions de Sous-Préfet, au quel sera joint par alternat, de quatre en quatre mois, un des trois Maires de Marseille ;

3° Les Conservateurs de la Santé, au nombre de douze, seront renouvelés par trois, chaque année, lors de la session du Conseil municipal et par lui élus au scrutin secret et à la majorité absolue des suffrages;

4° Qu'il sera déclaré, en tant que de besoin, que les magistrats de la commune conserveront sur cette partie, la surveillance qui a de tout temps été exercée par l'Autorité publique et locale, et le droit de faire tous les actes que pourraient nécessiter les circonstances, à la charge d'en rendre compte au Gouvernement. »

Le Conseil municipal, après avoir entendu la lecture de ce rapport et après une longue et mûre discussion, prit la délibération suivante :

« Considérant qu'il est de la plus haute importance pour la sûreté de la commune de Marseille et pour celle de la République entière, que les mesures sages qui y sont proposées sur l'organisation et la surveillance du Bureau de la Santé soient promptement mises à exécution ;

« Délibère, d'inviter le citoyen Préfet, de transmettre au Gouvernement le rapport ci-dessus, sur le Bureau de la Santé et de réclamer de sa justice, l'adoption des articles réglementaires qui y sont proposés, comme renfermant le vœu du Conseil municipal de la commune de Marseille. »

Ce vœu souleva naturellement auprès du Gouvernement les réclamations du Bureau de Santé, qui se prétendait indépendant du corps municipal, soit par rapport à la nomination de ses membres, soit par rapport à la délivrance des patentes de santé. M. le Maire du centre, (il y avait alors trois mairies et un bureau central d'administration municipale), y répondit par de remarquables observations, en défense du vœu du Conseil de ville. Voici un passage de ces observations :

« Il est de notoriété, que de temps immémorial, c'est l'autorité municipale, c'est le magistrat public qui a toujours été investi de cette attribution (celle de délivrer les patentes de santé); et quel autre, en effet, que le magistrat chargé de l'administration publique pourrait certifier l'état de santé de la cité soumise à sa surveillance et à son autorité? Quel autre pourrait imprimer à ce certificat le degré de crédulité, l'authenticité que mérite un pareil acte ? Et ici de quel côté se trouve l'usurpation? Est-ce du côté du magistrat qui réclame un droit qu'il a toujours exercé, ou du côté de celui qui, simple préposé de ce magistrat, lui ravit ce droit qu'il n'exerça jamais, au moment où on lui prouve, sans réplique, qu'il n'a jamais eu, qu'il ne peut avoir l'attribution qu'il s'arroge.

» Mais le vœu du Conseil municipal ne repose pas seulement sur les vrais principes de l'ordre social, sur un usage constant, immémorial et non interrompu, il repose encore sur les lois positives existantes et que le Bureau de la Santé à tort de méconnaître. L'édit de 1717, l'arrêté du ci-devant Conseil d'Etat du 10 juin 1771, maintiennent les Maires, Echevins et Assesseurs dans le droit de délivrer les patentes de santé et certificats maritimes; le décret de la Convention nationale du 9 mai 1793, sur lequel le Bureau de la santé semble s'étayer, bien loin de détruire les réglements portés par cet édit et l'arrêt du Conseil, les maintient dans toute leur force : « *les lois et règlements relatifs à la Conservation de la Santé dans les ports de la Méditerranée* (porte le décret) *seront exécutés dans toutes leurs dispositions.*» Donc l'édit de 1717 et l'arrêt de règlement doivent être exécutés, et dès lors l'Autorité municipale doit continuer la délivrance des certificats maritimes et patentes de santé.

» Le même décret fait défense à tous les corps administratifs et municipaux, *autres que ceux qui en ont reçu la délégation de la loi,* de s'immiscer dans les fonctions et opérations des conservateurs de la santé ; ainsi les corps administratifs et municipaux qui tenaient une délégation de la loi, ont dû continuer d'exercer les droits et pouvoirs que leur donnait cette délégation ; ainsi l'autorité municipale de Marseille à qui l'édit de 1717 déléguait et confirmait le droit de délivrer les patentes, a dû continuer l'exercice de ce droit.

La cause de la ville était éminemment juste, et fondée sur tous les droits possibles. Mais le Gouvernement avait

trouvé l'occasion de mettre la main sur une de nos franchises municipales, il n'eût garde de la laisser échapper ;
il est vrai que ce Gouvernement s'appelait l'*Empire* et
qu'il nous faisait payer, du sacrifice de toutes nos libertés,
sa glorieuse puissance.

Le 6 thermidor an XIII (25 juillet 1805) parut un décret
de Napoléon qui confisquait la moitié des prérogatives du
Conseil municipal de Marseille en matière d'intendance
sanitaire, en accordant au pouvoir central le droit de nomination des intendants, sauf, toutefois, l'obligation de les
choisir sur une liste double de candidats à la désignation
du Conseil ; c'était la part laissée à l'intervention municipale par l'art. 2 du décret.

Son art. 1er fixait à 16 le nombre des intendants qui, d'a-
près l'art. 3, devaient être pris dans la catégorie de citoyens
déterminée par les anciens réglements.

L'art. 9 désignait le Maire de Marseille comme membre
honoraire du Bureau de santé et lui reconnaissait le droit
d'assistance à ses assemblées.

Enfin l'art. 10 en déférait la présidence au Préfet , lui
accordait le pouvoir de convoquer le Bureau extraordinaire-
ment, tout en laissant à celui-ci la faculté de ne pas lui
soumettre ses délibérations et de les faire exécuter. sans
attendre son approbation.

Le vieux droit municipal était entamé par cette décision
qui transformait une administration , regardée jusques là
comme une simple délégation de l'autorité communale, en
une agence du Gouvernement. On avait respecté , il est
vrai , quelque chose de l'influence locale, en admettant le
droit de présentation par le Conseil municipal des candidats à l'Intendance, et en maintenant les anciennes caté-
gories de personnes dans lesquelles devait être fait le choix
de ces candidats, mais ce n'était plus qu'une concession du
Gouvernement, une manière de ménager la transition à

un système nouveau, celui de l'administration par l'Etat. Ce système fut inauguré, au moins en principe, par la loi de 1822.

Dans la pensée de généraliser les bienfaits des institutions sanitaires, en les étendant, sur un plan uniforme d'organisation, aux côtes de l'Océan menacées par des fléaux qui n'avaient jamais envahi notre ancienne France, le Gouvernement de la restauration porta, sans le vouloir sans doute, le plus grand coup à ces institutions même, en en faisant une dépendance de l'Etat.

D'un trait de plume, le législateur de 1822 effaça les derniers restes de nos prérogatives municipales, en matière d'organisation sanitaire. L'art. 6 de la loi du 20 mars est ainsi conçu :

« Les intendances seront composées de huit membres au moins et de douze au plus, nommés par notre Ministre secrétaire-d'Etat de l'intérieur ;

» Les Commissions de quatre membres au moins, et de huit au plus, nommés par les Préfets. »

Désormais les Conseils de Ville ne sont plus pour rien dans l'organisation des administrations sanitaires. Le seul hommage, hommage bien stérile, rendu au principe municipal, l'est par l'art. 56 de la nouvelle loi, qui porte :

« Seront présidents-*nés* des Intendances et des Commissions, les Maires des villes où elles siégeront. »

L'officier-général ou supérieur le plus élevé en grade, le commissaire de la marine et le directeur des douanes peuvent, en vertu du même article, assister aux séances avec voix délibérative.

Les Intendances et les Commissions ont, outre leur président, un *président-semainier* et un vice-président chargé de remplacer celui-ci en cas d'empêchement, l'un et l'autre renouvelés tous les huit jours, et pris à tour de rôle sur un tableau donné tous les six mois par chaque Intendance et par chaque Commission (Art. 60).

L'art. 61 détermine les attributions du président-semainier. Il est chargé de la direction et du détail des affaires pendant sa présidence , exécute les délibérations de
l'Intendance, signe l'ordre d'admission en libre pratique
des provenances qui ont terminé leur quarantaine, délivre
et vise les patentes et bulletins de santé, etc.

Tel est le dernier état de la législation en matière d'Intendance Sanitaire. Quels ont été les effets de cette législation
par rapport aux garanties réclamées par les besoins de la
santé publique , c'est ce que nous apprendrons par son
examen attentif.

II

LÉGISLATION MODERNE.

◆

§ I

Pour bien connaître une législation, il faut l'étudier dans son principe et dans son esprit, puis dans les résultats de son application. C'est la marche que nous suivrons par rapport à la loi du **3** mars 1822.

D'abord, quel est le principe de cette loi? — Son article 1er va nous l'apprendre :

« Le roi détermine par des ordonnances : 1° les pays dont les provenances doivent être habituellement ou temporairement soumises au régime sanitaire; 2° les mesures à observer sur les côtes, dans les ports et rades, dans les Lazarets et autres lieux réservés; 3° les mesures extraordinaires que l'invasion ou la crainte d'une maladie pestilentielle rendrait nécessaire sur les frontières de terre ou de l'intérieur.

« *Il règle les attributions, la composition et le ressort des autorités et administrations chargées de l'exécution de ces mesures*, et leur délègue le pouvoir d'appliquer provisoirement, dans des cas d'urgence, le régime sanitaire aux portions du territoire qui seraient inopinément menacées, etc...... »

Cette disposition est un brevet d'omnipotence accordé à l'Etat, pour tout ce qui concerne l'administration de la Santé publique ; omnipotence *absolue*, s'exerçant sans contrôle, à l'aide de simples ordonnances, émanant, celles-ci, non plus du concours des grands pouvoirs nécessaire à la confection de la loi, mais d'une volonté ministérielle à peu près arbitraire.

La police sanitaire était toute *municipale*, sous l'ancienne législation, maintenue et confirmée même par la CONVENTION dans son décret du 9 mai 1793.

Elle était en quelque sorte *mixte*, en l'an XIII, sous l'empire du décret de Napoléon, qui reconnaissait à la municipalité le droit de concourir au choix des Intendants de la Santé, au moyen d'une liste de présentation.

Par la législation de 1822, elle devient purement *gouvernementale*.

Comment justifier cette innovation ?

On fait valoir en sa faveur les nécessités de notre nouvelle organisation administrative, l'extension de nos lazarets sur des points maritimes autres que ceux de la Méditerranée, le besoin d'unité dans la réglementation quaranténaire.

Sont-ce là des motifs suffisants pour que l'Etat substitue son droit absolu à nos vieilles prérogatives municipales ?

Examinons-le.

L'organisation administrative actuelle est, disent les partisans de la centralisation, incompatible avec les anciennes et légitimes prétentions de la Municipalité Marseillaise, à exercer la police sanitaire.....

Ah ! si l'on considère le pouvoir municipal comme une simple délégation du pouvoir politique, l'objection peut avoir quelque force, et on ne saurait nier, d'une manière absolue, que l'Etat pourra toujours administrer par lui-même, le jour où il lui plaira de retirer à de simples délégués les pouvoirs qu'il leur avait conférés. Encore cette destitution d'attributions devrait-elle être considérée comme une lésion à la hiérarchie administrative !

Mais si l'on se place au point de vue des droits naturels qu'a toute communauté, dont l'existence municipale est antérieure à l'organisation politique de l'Etat, de veiller à sa sûreté, à la défense de ses intérêts les plus chers, à l'aide de précautions sages, au moyen de ce droit de police inséparable du droit à l'existence et à la conservation; c'est tout l'inverse qu'il faut décider.

Or, pour une cité maritime, n'y a-t-il pas un droit naturel à connaître des précautions prises ou à prendre contre l'invasion de maladies pestilentielles menaçant, tous les jours, ses habitants? N'y a-t-il pas pour elle intérêt essentiel à veiller directement à l'exécution de réglements qui doivent les sauvegarder.

A Dieu ne plaise que nous veuillions détacher du centre une portion de ce vaste et beau pays qu'on appelle la France, dont l'unité politique fait la magnifique puissance ! Les administrations communales ne sauraient, sans provoquer une perturbation générale dans l'ensemble de nos institutions, prétendre à une indépendance absolue. La Municipalité Marseillaise ne le pourrait pas davantage, dans une matière qui intéresse la sûreté générale du pays, les relations de peuple à peuple, la liberté du citoyen, en même temps que celle du commerce maritime.

L'on comprend parfaitement l'intérêt de l'Etat à exercer, par l'intermédiaire de ses représentants ordinaires, soit dans le département, soit dans l'arrondissement, une surveillance générale sur les actes des administrations Sanitaires, à intervenir dans la confection des réglements; l'on comprend son devoir de veiller à leur exécution, préposé qu'il est à la garde du pays entier, et aussi son droit de prononcer sur des mesures extraordinaires que rien ne viendrait justifier, et qui auraient pour effet de porter atteinte à certains intérêts, d'entraver le développement de la prospérité, de la richesse publique.

Mais de là, à se déclarer seul maître de l'Administration Sanitaire, à vouloir la monopoliser ; de là, à nier le droit qu'a l'Administration Municipale de choisir elle-même les Conservateurs de la santé publique, de veiller au maintien et à l'exécution de règles essentielles, véritable palladium de salut d'une cité dont la garde lui est confiée, il y a encore loin : il y a toute la distance du droit à l'injustice et à l'arbitraire.

Il arrive quelquefois au citoyen que sa propre vie peut lui être demandée par l'Etat et vouée par lui à un sacrifice presque certain. Mais ce sacrifice immense n'est pas fait au bon plaisir gouvernemental, il est fait à la Patrie qui ne l'exige de ses enfants que dans l'intérêt de la défense nationale.

En dehors de cette nécessité suprême, impossible de justifier la prétention de l'Etat de disposer à lui tout seul de la vie de l'individu ou des populations.

Et qu'on ne dise pas qu'il peut le faire avec le concours des Assemblées qui représentent le peuple français. Il n'y aurait pas équité dans cette assertion.

Toutes les communes de France sont elles placées dans la même situation que Marseille ? Toutes sont-elles, comme elle, exposées les premières, et quelquefois même exclusivement, au feu d'un ennemi si difficile à combattre ; s'il en est ainsi, bien évidemment, il y a égalité dans la *représentation*, et Marseille doit subir la loi sans se plaindre.

Que s'il n'en est pas ainsi, que si l'intérêt de Marseille dans la question est exceptionnel et ne saurait être comparé à aucun autre, bien évidemment elle a dans une matière aussi délicate un droit particulier d'intervention.

Admettons pour un instant qu'une loi sanitaire faite contrairement à l'avis de l'administration locale, ou bien qu'une mauvaise application des réglements, conséqnence de l'incurie ou des partis pris d'une administration étrangère à la cité, ait les effets les plus désastreux et aboutisse à une invasion dans nos murs, de la peste, du choléra ou de la fièvre jaune ; n'est-il pas vrai que Marseille sera là victime de cette invasion ? n'est-il pas vrai encore qu'elle sera condamnée à périr toute seule ? Dans l'intérêt du pays entier, ne s'empresserait-on pas, comme d'ailleurs on l'a fait d'autres fois et notamment en 1720, de l'isoler des villes de l'intérieur à l'aide de cordons sanitaires destinés à les protéger ?

Si tout cela est vrai, peut-on, en matière de santé publique, assimiler Marseille aux autres communes de France ?

L'intérêt de la France peut-il être de compromettre à ce point l'existence d'une de ses premières villes, en sacrifiant ses vieilles franchises ?

Mais, réplique-t-on, nous sommes bien loin du temps des priviléges municipaux. Les besoins de la centralisation, et, par la centralisation, du progrès général, doivent passer avant tout.

Cette objection est bien nouvelle pour être fondée.

La centralisation révolutionnaire ne se croyait pas menacée par le maintien des anciennes lois et réglements sanitaires, témoin le décret de la Convention du 9 mai 1793 ;

La centralisation impériale s'accommodait tout aussi bien d'une portion des droits de la municipalité marseillaise, témoin le décret de l'an XIII ;

La centralisation gouvernementale, aurait-elle aujourd'hui des exigences qu'elle n'avait pas à des époques devenues célèbres pourtant par le despotisme administratif ?

Et quand l'édifice politique et social tend à se reconsti-
tuer par l'affranchissement de la commune, sa base naturelle ; lorsque l'administration municipale, retrempée
dans son principe, reçoit du suffrage universel une plus
grande somme de pouvoir et comme une nouvelle consé-
cration de ses droits, serait-on bien venu à déclarer l'unité
politique et le progrès, incompatibles avec les nécessités de
la vie locale ?

Mais, ajoute-t-on , Marseille pouvait avoir autrefois la
direction de l'administration sanitaire, parce qu'elle était
la seule porte de la France ouverte aux maladies pestilentielles qui ne nous arrivaient que du Levant. Aujour-
d'hui que ces maladies, à cause de nos relations avec l'A-
mérique du nord, terre classique de la fièvre jaune, ou
avec d'autres contrées, infectées de fléaux inconnus à nos
pères, peuvent envahir la France aussi bien par les côtes
de l'Océan que par celles de la Méditerranée , quelle raison aurait Marseille de revendiquer cette direction ?

Quelle raison, pourrait-on répondre, aurait-elle d'y re-
noncer ? Pourquoi son rôle de sentinelle sur la Méditerranée lui serait-il enlevé, par cela seul qu'une sentinelle
sur l'Océan deviendrait nécessaire ?

Mais l'unité administrative que va-t-elle devenir? et les
réglements sanitaires, comment les rendre généraux et
uniformes comme le demanderait la multiplication des
relations maritimes?

L'unité administrative ? — Elle se conciliait parfaitement avec les anciens pouvoirs de l'Intendance Sanitaire
de Marseille, avec l'étendue de sa juridiction, qui embrassait
tous les ports de la Méditerranée depuis Toulon jusqu'à
Port-Vendres ; et cette prépondérance accordée au port
de Marseille , s'expliquait parfaitement, en dehors d'une
longue possession de suprématie, par l'importance relative
de ce port, et par celle de sa population.

Quant à l'unité réglementaire, elle est facile en théorie, mais elle l'est beaucoup moins en pratique. Qu'on tâche en effet d'uniformiser, si l'on peut y parvenir, les éléments qui servent de base à tout bon système quaranténaire : comme les distances, les climats, la nature des cargaisons, les mœurs et le tempérament des peuples, etc... Jusque-là il faudra bien, au risque de tout compromettre, ne pas vouloir l'unité réglementaire d'une manière trop absolue.

Selon la situation du lieu d'arrivée où elles seront en exercice, et aussi des lieux de provenances, les décisions des Administrations Sanitaires ne sont-elles pas suscepti-bles de varier ? Ces Administrations ne doivent-elles pas être plus circonspectes par rapport aux certificats consta-tant l'état sanitaire de pays barbares, *naturellement sus-pects*, où de plus l'Administration civile est fort mal or-ganisée et ne peut fournir à nos agents que des renseigne-ments très inexacts, que par rapport à des attestations sa-nitaires relatives à des contrées plus civilisées ? N'est-il pas de leur devoir de séquestrer des navires, même por-teurs d'une patente nette, s'ils arrivent d'un pays, où ils savent, par de récentes nouvelles, qu'un épidémie à éclaté depuis leur départ ?

Dans l'exécution des réglements, l'unité de conduite est donc impossible ; il y a au contraire nécessité de laisser aux Administrations locales une certaine latitude, une certaine faculté d'appréciation.

Cette doctrine n'est pas la nôtre, mais celle de la légis-lation de 1822 elle-même, exprimée dans l'instruction ministérielle explicative de cette législation : « C'est l'en-semble des circonstances particulières à chaque bâtiment, dit l'instruction, et des faits parvenus à la connaissance de l'Administration Sanitaire du lieu où il se présente, qui doit en déterminer l'état sanitaire; c'est donc aussi d'après cet ensemble de faits et de circonstances , qu'il faut juger du régime auquel on doit l'assujettir. »

§ II.

ESPRIT DE LA LOI DE 1822.

Nous avons vu quel était le principe de la législation de 1822, et nous avons suffisamment établi, je crois, sans dissimuler aucune objection , qu'il était une usurpation non justifiée des droits de la Municipalité. Examinons maintenant l'esprit de cette législation : nous le saisirons soit dans les dispositions réglementaires, soit dans les instructions ministérielles.

L'article 3 de la loi du 3 mars est ainsi conçu : « Les provenances par la même voie (voie de mer) de pays qui ne sont pas habituellement *sains*, ou qui se trouvent accidentellement infectés , sont , relativement à leur état sanitaire , rangées sous l'un des trois régimes ci-après désignés :

« Sous le régime de la *patente brute*, si elles sont, ou ont été, depuis leur départ, infectées d'une maladie réputée pestilentielle ; si elles viennent de pays qui en soient infectés, ou si elles ont communiqué avec des lieux, des personnes ou des choses, qui auraient pu leur transmettre la contagion.

« Sous le régime de la *patente suspecte*, si elles viennent de pays où règne une maladie *soupçonnée d'être pestilentielle*, ou de pays qui , quoique exempts de soupçon, sont ou viennent d'être en libre relation avec des pays qui s'en trouvent entachés , ou enfin , si des communications avec des provenances de ces derniers pays, ou des circonstances quelconques font suspecter leur état sanitaire.

« Sous le régime de la *patente nette*, si aucun soupçon de maladie pestilentielle n'existait dans le pays d'où elles viennent ; si ce pays n'était point ou ne venait pas d'être en libre relation avec des lieux entachés de ce soupçon , et , enfin , si aucune communication , aucune circonstance quelconque , ne fait suspecter leur état sanitaire. »

Les dispositions réglementaires de la loi 1822, reposaient donc sur le système de trois patentes pour le classement des provenances maritimes : Patente brute , patente nette , patente suspecte.

La patente brute coïncidant avec le cas où les provenances avaient été en contact direct ou indirect avec un principe d'infection , une maladie pestilentielle , régnant dans les pays de départ ou de relâche ;

La patente nette répondant au cas d'absence complète de danger par l'absence complète d'infection ;

La patente *suspecte* supposant une *possibilité* d'infection une *possibilité* de danger et soumettant par suite , la provenance rangée sous ce dernier régime à certaines mesures de sage et prévoyante précaution.

Nous n'avons pas la prétention de faire un traité sur les quarantaines. D'honorables conseillers municipaux , nos collègues, ont d'ailleurs à ce sujet , épuisé la matière dans de remarquables rapports qui enrichissent nos archives communales. Ils nous suffit donc d'indiquer ici les éléments de la matière , dévelopés ailleurs avec toute la clarté et tout le talent désirables.

Les maladies contre l'importation des quelles , d'après la législation de 1822, l'administration était tenue de se prémunir , comme étant , si non toujours, du moins très souvent contagieuses, étaient :

1· La peste d'Orient ;

2· La fièvre jaune ;

3· Le typhus des camps , des prisons , des hôpitaux et des vaisseaux ;

4· La lèpre ;

5° Le choléra morbus de l'Inde.

Voici à propos de ce classement quelle était l'appréciation du ministre chargé de l'interprétation de la loi.

« Dans la loi du 3 mars , comme dans l'ordonnancé du 7 août, en parlant des maladies contre l'invasion des quelles est organisé le système de défense que cette loi et cette ordonnance autorisent ou prescrivent , on a compris ces maladies sous la dénomination générale *de maladies pestilentielles* , sans désigner celles qui doivent être rangées dans cette classe.

« *On a voulu ainsi s'abstenir de prononcer une opinion sur la nature de chacune des maladies dites pestilentielles.* Appuyée sur l'expérience qui ne nous a que trop révélé l'existence de ces terribles fléaux , l'Administration prend et doit prendre toutes les précautions propres à en préserver la société. Elle ne juge point et n'a pas besoin de juger , si les cinq maladies, contre lesquelles la loi commande des précautions , sont , ou ne sont pas pestilentielles. Dans une matière aussi grave, *le doute suffit*, non-seulement pour légitimer , mais pour commander impérieusement l'application de tous les réglements Sanitaires. Voilà le principe que les Intendances ne doivent jamais perdre de vue. »

Ainsi donc , précautions de tous genres contre les possibilités d'infection au moyen du système des trois patentes et contre le danger des théories médicales par l'acceptation du principe de contagion ou de communicabilité, comme on voudra , pour les maladies classées; interdiction de toute appréciation sur la nature et le mode de transmission de ces maladies ; dans le doute, application rigoureuse des réglements ; telle était en définitive toute l'économie de la loi de 1822.

Il n'en est pas des réglements Sanitaires , comme de

certains autres. Fondés essentiellement sur une longue expérience, des changements ne peuvent y être apportés qu'à
de grands intervalles, à la suite d'observations nombreuses arrivées à l'état de certitudes, et pour cause de nécessités absolues.

En matière Sanitaire, l'innovation entraîne toujours
avec elle un danger.

C'est comme barrière contre cette fatale tendance à l'innovation, qu'étaient institués ces corps indépendants, ces
vieilles Intendances, dont l'intérêt se confondant avec celui de la Cité qui leur avait confié sa garde, se trouvait
naturellement opposé à toute expérience nouvelle, à tout
progrès hasardeux, capable de compromettre la Santé
publique, et servait ainsi de contre-poids aux influences
fatales du centre.

Cette barrière ne fut pas complètement brisée, mais
elle le fut à moitié, du jour où le droit d'investiture des
Intendances fut enlevé à l'Administration Municipale, pour
être livré exclusivement au pouvoir central.

Ces Administrations ainsi devenues de simples corps
délégués par l'Etat, ne pûrent plus dès lors se réfugier,
pour lui résister, dans l'indépendance de leur origine.
Elles furent réduites à exécuter les ordres de Paris, à ne
donner que de timides avis dans les cas difficiles, et lorsque ces avis n'étaient pas entendus, elles n'eurent d'autre
ressource, pour mettre à couvert leur responsabilité, que
de se démettre de leur mandat. Montrer le courage de son
devoir et agir, c'était, pour peu qu'on blessât les susceptibilités ministérielles, provoquer une révocation immédiate.

Le Gouvernement était le maître. Par de simples ordonnances, il avait le droit de renouveler tout le code Sanitaire ; celui de 1822, dont l'existence dépendait du bon
plaisir ministériel, ne pouvait donc rester debout, qu'au-

tant que l'esprit gouvernemental demeurerait en harmonie
avec le sien. Il dut naturellement être renversé par les ca-
prices d'un pouvoir nouveau et par les entraînements de
sa politique.

Le principe de la monarchie de 1814, reposait sur le
droit traditionnel de la Nation. Cette monarchie devait
être la protectrice naturelle de tous les intérêts légitimes.

Le principe de la monarchie de 1830, ne prenant sa
source que dans l'abus du droit parlementaire de la bour-
geoisie, ne fut plus lié à un système aussi général de protection.

Fondé par quelques députés sans mandat du peuple et
ne représentant qu'une catégorie de privilégiés, le Gouvernement de Juillet dut subir, dans la direction qu'il
imprima aux affaires et à la législation, l'influence de son
origine et la domination des classes moyennes.

La révolution opérée dans nos vieux réglements sanitaires ne fut que le contre-coup de celle opérée dans les
Institutions.

La majorité parlementaire des Chambres de Louis-Phi-
lippe, expression d'intérêts matériels, qui ne cherchaient
souvent dans la loi qu'une égoïste satisfaction, ne crai-
gnant pas, à cet effet, d'y introduire une sorte de malthu-
sianisme politique, et d'aller jusqu'à compromettre la vie
des citoyens, ne vit plus dans ces réglements, gage de
notre sécurité, qu'une entrave jalouse à la célérité des
communications maritimes, qu'un obstacle fâcheux au
transport rapide des négociants et des marchandises, ou
de touristes désœuvrés.

Tandis que, dans un intérêt de clocher et d'influence
électorale, elle préférait de petits tronçons de rail-ways,
ruineux sans être utiles, à ces grandes lignes de chemins
de fer, qui devaient relier le Midi au Nord, l'Est à l'Ouest,
faire arriver comme l'éclair, dans tout l'intérieur de l'Eu-

rope, de nos côtes de la Méditerranée et de l'Océan , les richesses de l'Amérique, de l'Asie ou de l'Afrique ; couper ainsi leur transit par Trieste , et nous mettre, par la facilité des relations, en avant des autres nations européennes : tout cela, sans affaiblir en rien, des mesures quaranténaires , garantie de l'existence de plusieurs millions de citoyens ; elle minait sourdement ces mêmes garanties, pour gagner , par leur destruction , un temps qu'elle laissait perdre d'un autre côté.

L'amendement *Fould*, à la Chambre des Députés, dans la discussion des crédits sanitaires, inscrits au Budget de 1846, fut l'accident qui révéla cette situation.

En même temps, l'esprit de système faisait invasion dans le Conseil Médical parisien, et de là , dans les Bureaux Ministériels. Le principe de contagion était nié par de hardis novateurs, peu soucieux des désastres que pouvaient entraîner à leur suite les théories de la science nouvelle.

La législation de 1822, se trouvait ainsi menacée , à la fois, dans son esprit et dans ses dispositions , profondément hostiles à l'introduction de l'appréciation médicale dans l'application des réglements.

L'influence parlementaire et l'influence médicale se combinèrent pour la renverser , en pesant ensemble , sur les décisions futures du Gouvernement. Qu'on y joigne une troisième influence , celle du Nord, cet éternel antagoniste du Midi, toutes les fois , surtout, qu'on lui demande de faire plier son intérêt, ou sa suprématie , sous d'antiques et légitimes prérogatives ; du Nord, si puissant dans les conseils ministériels, par ses richesses territoriales et industrielles , comme par le chiffre de sa population ; qu'on place ensuite en regard la masse de préjugés déversés sur les traditions locales, sur ce sage esprit d'immobilité, à certains endroits, de nos provinces méridio-

nales, qu'il est convenu d'appeler rétrogrades par rapport
à Paris ou aux provinces septentrionales de la France, et
on aura le secret de ces fameuses ordonnances, qui ont
détruit, de fond en comble, tout notre vieux système
Quaranténaire.

§ III.

EFFETS DE L'OMNIPOTENCE GOUVERNEMENTALE EN MATIÈRE SANITAIRE.

Nous avons vu que l'économie de la loi de 1822 avait
pour base le classement des trois patentes de santé, en
patente brute, patente nette, et patente suspecte. Sans le
concours des Chambres, par une simple ordonnance, ce
système économique se trouve tout à coup atteint dans
un de ses principes essentiels.

En vertu de l'ordonnance de 1839, le régime de la patente *suspecte*, pour les provenances de pays sujets à l'ap-
parition de la fièvre jaune est aboli ; la Quarantaine qui
frappe la patente brute, est réduite dans les limites de 5
à 15 jours, pour les ports de la Manche et de l'Océan, et de
10 à 20 jours, pour ceux de la Méditerranée. Enfin, il est
fait aux Administrations Sanitaires, l'obligation formelle
d'appliquer toujours le *minimum* de ces Quarantaines aux
navires ayant passé 15 jours en mer, sans avoir eu depuis
leur départ, ni morts, ni malades à bord, et sans avoir eu
aucune communication suspecte pendant la traversée.

On ne s'arrête pas là.

Le 30 mai 1845, paraît une autre ordonnance qui dis-
pose :

Que les navires venant des Antilles ou du continent
américain, seront considérés comme étant en patente *nette*,

et admis immédiatement à la libre pratique dans tous les ports du Royaume, lorsque dans les 8 jours qui auront précédé leur arrivée, il n'y aura eu à bord, ni morts, ni malades de la fièvre jaune, et que dans cet intervalle, ces navires n'auront eu en mer aucune communication suspecte ;

Que, dans le cas contraire, le navire sera soumis, selon les cas, à une Quarantaine d'*observation* ou de *rigueur*, dont la durée sera fixée par l'Administration Sanitaire, dans les limites déterminées par le 1er § de l'art. 3, de l'ordonnance du 13 novembre 1839, sauf l'approbation du Ministre du Commerce.

Par cette ordonnance, les provenances des ports du Maroc, de la Grèce et des Iles Ioniennes, furent placées sous le régime de la patente nette, et durent être immédiatement admises *à libre pratique* dans les ports du Royaume, tant que l'état Sanitaire de ces pays, et des pays voisins, était jugé satisfaisant, et les provenances du Beylick de Tunis, en état de patente nette, ne furent plus assujetties dans les ports de France, qu'à une Quarantaine d'observation de 5 jours.

« N'est-ce pas là, » disait le Ministre du Commerce, dans son exposé des motifs de la décision qu'il proposait à la sanction royale, « une garantie suffisante, même pour les esprits qui, *contre l'avis de la majorité des médecins, admettent encore la nécessité des Quarantaines contre la fièvre jaune.* » C'est ainsi que parlait un Ministre d'une maladie classée, par la législation de 1822, parmi les maladies pestilentielles soustraites expressément à l'appréciation médicale.

Les Membres de notre Intendance Sanitaire, appartenaient à cette classe d'esprits, que le souvenir des ravages de la fièvre jaune, dans un pays voisin, n'avaient pas convertis à la doctrine nouvelle de la non-contagion, si faci-

lement acceptée par Monsieur le Ministre. Ils protestèrent,
par une démission collective, contre ces étranges et fatales innovations.

Le Conseil Municipal s'émut à son tour, et l'un de ses
Membres les plus justement influents, l'honorable M. Mau-
randi, crut devoir faire, à cette occasion, la motion suivante :

« Une ordonnance royale récemment rendue, au sujet
des Quarantaines, a grandement ému la population marseillaise, qui vient de célébrer l'anniversaire de la cessa-
tion de la peste de 1720.

» Elus d'une grande cité, plus exposée qu'aucune autre
de France, aux invasions de la peste et de la fièvre jaune,
nous ne pouvions, sans une grave responsabilité aux yeux
de nos concitoyens, demeurer silencieux en présence
d'une mesure, dont les suites probables et peut-être pro-
chaines effrayent l'imagination, etc.

» Je prie en conséquence M. le Maire de solliciter de
M. le Préfet l'autorisation de délibérer à ce sujet. »

L'autorisation fut accordée. Une commission fut désignée par le Conseil pour examiner l'ordonnance, et elle
fut unanime pour conclure à sa révocation. Voici comment s'exprimait son Rapporteur, l'honorable M. Maurel :

« Nous assistions à un mouvement que nous avions trop
dédaigné, ne pensant pas qu'il pût jamais atteindre à la
hauteur d'un danger public.

» Ce mouvement, ou plutôt cette croisade contre la
santé publique, vous en savez les causes, vous en connais-
sez le but.

» Dans un siècle où tout se compte, où le temps c'est de
l'argent, le temps laissé aux Quarantaines appelait la contradiction.

» Tout y portait d'ailleurs; quand la vapeur et les voies
de fer mettent Marseille aux portes de Paris, Alexandrie

aux portes de Marseille, conçoit-on, qu'à se déclarer trop lente, la peste résiste seule aux lois du progrès ?

» Et, comme rien ne saurait désormais arrêter dans son essor cet immense besoin d'accélération, passé chez nous à l'état de fièvre, pour parvenir plus vivement à battre en brèche les Quarantaines, on a nié la contagion de la peste et la durée de son incubation.

» Que n'eût-on pas nié ?

» Estimons-nous heureux que nul ne se soit avisé de nier la peste elle-même. »

Oui, estimons-nous-en fort heureux. Car, lorsqu'on niait un principe consacré par la loi, sur la décision de la Faculté de médecine do Paris, l'avis conforme d'un Jury spécial nommé par M. Lainé, l'opinion de la Commission des Colonies, instituée en février 1817, et de la Commission de la Législation Sanitaire de 1820, on pouvait aller jusqu'à se passer cette fantaisie.

Le Conseil Municipal émit, ainsi que le lui demandait sa Commission, un vœu de révocation de l'ordonnance de 1845. Mais le Gouvernement était trop fortement retenu dans la voie nouvelle, où il avait eu la coupable imprudence de s'engager, pour reculer vers un passé plus protecteur. Il répondit au vœu du Conseil Municipal et aux vœux conformes du Conseil d'Arrondissement et du Conseil général, par l'ordonnance de 1847, c'est-à-dire, par une aggravation déplorable de sa précédente décision.

Comme pour l'ordonnance de 1845, le Conseil Municipal renvoya l'examen de celle-ci à une Commission spéciale, et son organe, de si regrettable mémoire, l'honorable M. Burel, faisait éclater ainsi dans son rapport le douloureux étonnement de la Cité :

« Il y avait lieu de s'attendre, tout au moins, à ce qu'après des modifications si profondes, apportées au régime Sanitaire, on demeurerait convaincu qu'on avait atteint la mesure de tout ce qu'on pouvait expérimenter jusqu'à présent, et, qu'aller au-delà avant d'avoir constaté, pendant plusieurs années, les effets des innovations déjà introduites, ce serait une témérité insigne.

» Eh bien ! non. On ne s'est pas arrêté , et non-seulement on a fermé l'oreille à nos protestations, non-seulement on a traité nos craintes de chimériques, mais alors que nous réclamions contre une ordonnance fatale , on nous a répondu par une ordonnance plus fatale encore, en prenant pour base et pour point de départ un rapport fait à l'Académie de Paris, où les hypothéses les plus hasardées sont admises, comme des axiômes incontestables, et sont victorieusement opposées à l'expérience de tous les les siècles , aux faits officiellement constatés par les Archives de notre Intendance Sanitaire, et aux observations antérieures des médecins les plus célèbres.

» La stupeur, l'anxiété, le découragement ont accueilli l'ordonnance récente du 18 avril 1847.

» Un moment, les membres actuels de l'Intendance ont songé à résigner leurs fonctions, devenues si lourdes et si délicates, et si, après mûre réflexion, ils se sont décidés à rester au poste qu'ils avaient accepté, ce n'est qu'après avoir annoncé hautement, qu'ils avaient lutté avec constance , contre les envahissements d'une liberté exagérée, en matière de Quarantaine; que , sans leur intervention, la réforme eut été plus radicale encore , et qu'enfin une réunion de citoyens consciencieux, amis de leur pays, forts de l'autorité que leur donne la loi , et surtout leur propre indépendance, leur paraissait offrir bien plus de garantie que toute autre combinaison, étrangère à la Cité. »

L'ordonnance de 1839 avait porté une atteinte partielle à une des règles essentielles du régime Sanitaire fixé par la loi de 1822 , en abolissant le régime de *patente sus-*

pecte , pour les provenances venant de pays habituellement exposés aux ravages de la fièvre jaune.

Celle de 1847 la viola dans toute son étendue , en abolissant le même régime pour les provenances de pays habituellement *suspects de peste* , comme l'Egypte , la Turquie etc... Désormais ces provenances durent être rangées sous le régime de la *patente nette* ou de la *patente brute.*

Et encore , si le régime de la patente brute eût été défini d'une manière précise et suffisamment protectrice ; mais elle ne s'entendait que du cas où il aurait existé dans le pays de provenance , ou dans les contrées en libre communication avec ce pays, *soit une épidémie pestilentielle , soit des circonstances qui seraient de nature à faire craindre pour la santé publique.*

« Quel vague effrayant , s'écriait à ce sujet avec toute raison, l'honorable rapporteur de 1847 ! Et n'y a-t-il pas à trembler , quand l'ordonnance ajoute que la patente de Santé sera délivrée sur le rapport de *médecins* Français , désignés par le ministre, (appartenant peut-être à l'école sceptique de Paris), qui seront institués dans un des ports du Levant où leur présence sera reconnue nécessaire, et qui constateront , avant le départ de chaque bâtiment , l'état Sanitaire du pays ? »

Les nouvelles dispositions quaranténaires de l'ordonnance de 1847 étaient vraiment fort peu rassurantes :

Les provenances en patente brute, portaient-elles, seront, quel que soit le pays , uniformément soumises dans les ports de France à une quarantaine de 10 jours pleins à dater de l'arrivée ; les hardes et vêtements des voyageurs suivront la condition de ces derniers ; les marchandises ne seront plus assujetties qu'à une quarantaine de 3 jours, après leur débarquement au Lazaret.

Dans le cas de patente nette , la quarantaine commen-
cera, pour les provenances de la Turquie et de l'Egypte,
à compter du jour du départ , lorsqu'il y aura à bord un
médecin Sanitaire et des gardes de Santé préposés à la
purification des effets et vêtements ; cette quarantaine sera
de 10 jours pleins , *y compris la traversée*, c'est-à-dire ,
qu'elle ne consistera guère que dans la durée de la traversée elle-même , devenue si courte pour les bateaux à
vapeur.

Lorsqu'il n'y aura pas de médecin Sanitaire à bord, les
bâtiments venant de la Turquie, la Syrie exceptée, seront
assujettis, quelle que soit la durée du voyage, à une observation de 3 jours pleins , et ceux de la Syrie et de
l'Egypte, à une quarantaine de 5 jours, à compter de
l'arrivée. Les marchandises , quelle que soit leur nature ,
seront affranchies de toute quarantaine et pourront être
immédiatement débarquées.

Enfin , les provenances de Tunis , qui n'étaient pas encore admises immédiatement à libre pratique, lorsqu'elles
arrivaient directement des ports de la Régence, cesseront
d'être assujetties à aucune quarantaine , tant quelles seront maintenues en patente nette.

« Comprenez-vous maintenant , Messieurs, continuait
l'honorable rapporteur que nous avons déjà cité , toute la
gravité de l'ordonnance du 18 avril et les immenses périls
dont son application vous menace ?

« Quoi ! non content d'avoir élevé déjà au régime de la
patente nette , les provenances de la Grèce et de la Barbarie, de Constantinople et de la Mer Noire, d'où la peste
nous est venue si souvent, on ne craint pas d'y ranger encore les provenances de la Syrie et de l'Egypte où la peste
ne cesse jamais ; on abolit pour elles définitivement la patente suspecte !

« On ose les recevoir à libre pratique , *dix* jours francs

après leur départ, pourvu qu'il y ait un médecin Sanitaire à bord, sans purification préalable des marchandises, sans précaution pour les hardes qu'une sereine impossible à bord !

« Mais on oublie évidemment toutes les prescriptions de la prudence la plus élémentaire. »

Le Conseil municipal renouvela sa protestation contre cette nouvelle entreprise du pouvoir, qui ruinait successivement nos dernières précautions quaranténaires, en abolissant la patente suspecte, même pour les provenances de pays où la peste est endémique; en substituant des quarantaines fictives, faites en mer et en dehors d'une surveillance efficace, à des quarantaines réelles, faites à terre, sous les yeux d'administrateurs vigilants et directement intéressés à ce que la santé publique ne soit pas compromise ; en réduisant la durée des quarantaines réelles d'observation ou de rigueur à un délai insuffisant par rapport au temps nécessaire à l'*incubation* des germes pestilentiels dans une foule de cas ; en suppléant pour la purification des marchandises, à l'aide de la quarantaine d'observaion trop souvent autorisée, la *sereine* à bord, quelquefois même impossible, *à la ventilation* dans l'enceinte des Lazarets, moyen de désinfection bien plus facile et aussi plus efficace ; enfin en faisant dépendre à l'étranger de médecins à système la délivrance des patentes de santé.

Quel chemin parcouru en sens inverse de toutes les règles qu'elle avait posées depuis la promulgation de la loi du 3 mars 1822 ! Quelle flagrante contradiction entre les actes du pouvoir central et les inspirations de cette loi !

Il fallait, de la part du Pouvoir, un dernier coup plus hardi et plus décisif, pour dévoiler toutes les conséquences arbitraires que le principe d'omnipotence gouvernementale, en matière Sanitaire, devait produire. Ce coup, il l'a frappé le 24 juillet dernier, on sait à quelle occasion.

Des navires récemment partis de Malte et de Tunis, où sévissait le choléra, se présentèrent devant le port de Marseille. Aux termes des ordonnances en vigueur, ils devaient être admis à l'instant, et sans précautions Sanitaires d'aucune espèce. L'Intendance ne pouvant prendre sur elle une responsabilité si grave, regarda comme un devoir rigoureux, de leur imposer une courte Quarantaine, les quelques jours de traversée ne lui paraissant pas une suffisante garantie contre les germes d'épidémie que voyageurs et marchandises pouvaient apporter avec eux de pays infectés dans le moment. Cette mesure fut également prise contre l'arrivée, en libre pratique, d'un paquebot anglais et d'un de nos paquebots-postes de même provenance; à ces divers sujets, plainte est portée au Pouvoir central. Le télégraphe ordonne l'admission; l'Intendance persiste; elle en appelle à la religion du Ministre, qui, jusque'là, n'avait pu être suffisamment éclairée. Nouvel ordre; nouveau recours, sur lequel, un troisième coup de télégraphe brise une Institution chère et indispensable à Marseille, qu'elle sauva tant de fois!

Le Ministre d'Angleterre, à Paris, était intervenu auprès du Gouvernement, pour réclamer des indemnités à l'occasion d'un prétendu préjudice, éprouvé par ses nationaux, par suite de la séquestration du paquebot anglais et du paquebot-poste.

L'Anglais exigeait une satisfaction : le Gouvernement a eu la faiblesse de la lui accorder, en sacrifiant les derniers débris de notre vieille Institution Sanitaire, demeurée encore trop indépendante à son gré. C'est ce que n'avait pas dit notre honorable ami, M. le marquis de Barbentane, cet intelligent organe des protestations du Conseil général des Bouches-du-Rhône, qui nous pardonnera, nous en sommes sûr, d'avoir osé compléter par un trait, que le caractère, officiel, en vertu duquel il parlait, lui interdisait de relever, un rapport d'ailleurs si remarquable à tant de titres.

« Tandis qu'on détruisait ainsi , » continuait M. de Barbentane , après avoir fait au Conseil-général le récit des
derniers évènements qui ont si profondément ému notre
ville et tout le Midi, « tandis qu'on détruisait ainsi l'Intendance Sanitaire , pour avoir imposé des Quarantaines de
trois et de *cinq* jours ; on prenait au nom du Gouvernement, les mêmes mesures ; on justifiait l'Intendance, puisqu'on suivait son exemple !....... et cependant on la
frappait !...

» Les défenseurs de la Santé publique étaient tombés à
leur poste, on les remplaça par un magistrat temporaire.
Sans doute on ne pouvait choisir, pour ces difficiles fonctions, une autorité médicale de plus de savoir et de dévoûment ; mais un préposé unique , quelque active que
fut sa vigilance, pouvait succéder, mais non suppléer à l'Administration collective qu'avait fondée la sagesse de nos
pères ; aussi, dès que la population s'agita, permit-on d'adjoindre au Commissaire du Gouvernement, trois Conseillers municipaux, non pas, malheureusement , en qualité
de collègues, mais seulement *à titre consultatif.*

» A la nouvelle d'une concession si peu efficace, une
vive anxiété se manifesta dans le Conseil municipal. Les
débats furent longs, et quand on résolut enfin, dans l'intérêt de la Santé publique, de déférer au vœu du Ministre,
ce fut en maintenant toutes les délibérations précédentes
contre la suppression de l'Intendance Sanitaire.

» Le Conseil ne se borna pas à des protestations ; deux
de ses membres partirent pour Paris où les avaient devan-
cés, notre très honorable collègue, M. le président de la
Chambre de Commerce et le Secrétaire de ce Corps constitué ; en même temps les Conseils des premier (1) et deu-

_____

(1) Le vœu de notre Conseil d'arrondissement est dû à l'ini-
tiative éclairée de l'honorable M. Pelissier de Chabert.

xième arrondissements des Bouches-du-Rhône , les Conseils municipaux d'Aix et d'Arles, ont pris des délibérations fortement motivées ; à nous, Messieurs, de venir en aide à ces actes inspirés par l'expérience non moins que par l'amour du pays. »

Docile à la voix de son Rapporteur , le Conseil-général joignit ses réclamations contre la dissolution de l'Intendance Sanitaire, à celles des divers Conseils locaux du département , et en première ligne du Conseil municipal de Marseille ; voici les principaux attendus de sa délibération :

« Attendu que ce qui a été fondé par une loi solennellement votée et promulguée ne saurait être détruit d'une manière *définitive* par un simple décret du Pouvoir exécutif ; que, dès lors , et sans se soustraire aux exigeances de la plus stricte légalité, le décret du 24 juillet 1850 ne saurait, que pour un temps assez court, subtituer un Préposé ministériel à l'Administration Sanitaire de Marseille , reconnue par la loi de 1822 ;

» Attendu que, si les populations méridionales se confient dans le zèle et la vigilance d'un Corps constitué tout local , et formé de personnes dont l'intérêt de conservation personnelle se confondait avec celui de leurs concitoyens, il pourrait n'en être pas de même à l'égard d'un simple agent du Pouvoir exécutif, dont le devoir est d'accepter tous les ordres supérieurs, sans examen , comme sans délai ;

» Attendu que le régime Sanitaire d'un port , comme celui de Marseille , ne saurait être réglé d'une grande distance et par mesures générales et inflexibles jusqu'à nouvel ordre ; loin de là, qu'il doit être constamment basé sur les circonstances ; qu'il faut que les précautions surgissent dès la première appréhension fondée, et que les portes se ferment instantanément à l'approche du péril, etc. »

On le voit, la législation de 1822 est violée ouvertement, dans sa lettre et dans son esprit, de l'avis du Conseil général lui-même; les ordonnances de 1839, 1845 et 1847 avaient détruit toutes les garanties réglementaires qu'offrait cette législation; le décret du 24 juillet 1850 renverse l'institution administrative elle-même. Plus rien n'est debout, ni du passé, ni du présent, plus rien que l'arbitraire ministériel. Voilà, en définitive, à quoi devait aboutir le faux principe de l'omnipotence gouvernementale en matière Sanitaire.

III

SOLUTION MINISTÉRIELLE.

Ainsi qu'on l'a dit plus haut, le Conseil Municipal de Marseille n'était resté indifférent ni aux dangers que pouvaient offrir les nouvelles dispositions quaranténaires contre lesquelles il avait fait entendre de justes, mais vaines réclamations, ni aux embarras de situation d'Intentendants de la Santé devenus responsables, par le seul fait de leur dévoûment, de la sûreté Sanitaire de la Cité, et aux yeux de qui l'application absolue de ces dispositions était de nature à la compromettre très gravement.

En mai dernier, il crut devoir inviter de nouveau le Gouvernement à remédier à cette situation, au moyen de la délibération suivante :

« Le Conseil,

« Vu les délibérations prises, les 22 juillet 1845 et 24 juin 1847, pour demander au Gouvernement le retrait, et subsidiairement la révision des ordonnances relatives aux quarantaines,

« Délibère :

« Qu'il y a lieu de prier M. le Ministre de l'agriculture et du commerce, d'apporter des tempéraments dans l'exécution des réglements Sanitaires, et de laisser à l'Intendance de Marseille la latitude dont elle a joui depuis la

promulgation des ordonnances des **20** mai **1845** et **18** avril
1847 , en ce qui concerne les navires provenant des contrées où règnent la peste et la fièvre jaune , afin de préserver le pays de l'invasion de ces fléaux , de rassurer les
habitants justement alarmés , et d'éviter , de la part des
pays Etrangers, des mesures de préservation préjudiciables
au commerce , à l'industrie et aux finances de la France ,
et ruineuses pour Marseille en particulier. »

Jusqu'alors le Gouvernement avait laissé aux Intendances
quelque latitude d'application et la faculté de décider, suivant les circonstances, l'opportunité de l'admission en libre
pratique de certains navires venus de pays suspects et n'of-
frant , pour toute garantie de la bonté de leur état sanitaire, qu'une traversée de dix jours sans morts ni malades
à bord. Ce n'est que dans cette mesure d'indépendance,
que les membres des dernières Intendances avaient consenti à accepter la charge délicate que le Gouvernement
avait songé à leur conférer.

Des exigences ministérielles nouvelles et trop absolues
ne tardèrent pas à se produire. Le Conseil crut devoir, à
leur occesion, prendre la décision que nous venons de faire
connaître. Elle n'obtint pas de plus heureux résultats que
ses devancières. Le Gouvernement maintint ses prétentions,
l'Intendance les conditions de son concours, et lorsque des
navires arrivaient dernièrement de Malte et de Tunis, lieux
infectés par le choléra au moment de leur départ, ne con-
sultant que les inspirations de sa conscience et de son
patriotisme, elle n'hésita pas , malgré leur patente nette et
la lettre des ordonnances , à leur refuser la libre pratique
et à les soumettre à une quarantaine d'observation de cinq
jours. C'était une mesure qui devait déplaire au Pouvoir;
mais elle avait sauvé peut-être toute une population.

Sur notre proposition, le Conseil, à l'unanimité, votait,
le **18** juillet, des félicitations à l'Intendance Sanitaire pour

sa belle conduite, à laquelle il déclarait s'associer de toutes ses forces, et, le 24, quoiqu'elle eût immédiatement
référé de ses actes au Gouvernement, en lui en faisant
connaître les motifs, cette honorable Administration était
brisée brusquement, sans qu'on daignât dire pourquoi. Un
Commissaire spécial, intendant général de la Santé publique, était, dans le même arrêté, nommé pour la remplacer, avec la faculté de prendre les mesures qu'on avait
condamnées de la part de l'Intendance.

Aussitôt le décret de suppression connu, le Conseil
Municipal s'en préoccupa vivement, et il prit, à son occasion, spontanément et à l'unanimité de ses membres, la
délibération suivante :

« Le Conseil,

« Considérant que, par arrêté du Président de la République, du 24 juillet dernier, l'Intendance Sanitaire a été
supprimée et que ses attributions ont été dévolues à un
Commissaire spécial, nommé par le Ministre et placé sous
l'autorité du Préfet;

« Que la suppression d'une Institution séculaire qui a
conquis les sympathies de la Cité par de longs et éminents
services, a justement et profondément ému la population
Marseillaise, qui, confiante dans cette Institution, était
jusque là restée calme au milieu des plus cruelles épidémies;

« Que cette suppression est directement contraire aux
dispositions de la loi du 3 mars 1822 et à l'ordonnance
rendue en vertu de cette loi, le 7 août de la même année;

« Que l'attribution à un Fonctionnaire unique, de la
mission confiée à une Administration collective, ne présente pas les mêmes garanties pour la santé publique, et
ne saurait inspirer aux Administrations Sanitaires des
ports Etrangers la confiance dont l'Intendance Sanitaire
de Marseille était investie à un si haut degré;

« Que les mesures de suspicion prises par ces Administrations contre les provenances de Marseille, ont déjà imposé au commerce Français des pertes considérables ;

« Délibère :

« 1° De réclamer le retrait de l'arrêté du 21 juillet dernier, qui supprime l'Intendance Sanitaire de Marseille, et de demander le rétablissement de cette Institution ;

« D'approuver de nouveau les mesures prises par l'Intendance Sanitaire, et de lui donner, au nom de la Cité, un témoignage éclatant de la reconnaissance publique;

« 3° De prier M. le Maire d'adresser la présente délibération à M. le Préfet et aux Représentants du département des Bouches-du-Rhône. »

L'arrivée de l'Intendant Sanitaire extraordinaire, M. le docteur Mélier, avait soulevé une certaine émotion au sein de notre population, d'ordinaire si paisible ; des manifestations publiques avaient prouvé au Gouvernement que son coup-d'état contre l'Intendance et la mission du nouveau Commissaire étaient loin d'être accueillis avec faveur dans notre Cité. L'attitude ferme du Conseil Municipal dut aussi faire sur M. le Ministre du commerce une certaine impression. Tout cela aboutit à une dépêche télégraphique qui autorisait M. le docteur Mélier à s'adjoindre trois Conseillers municipaux *à titre consultatif*. C'était une concession intéressée.

Il fallait alors résister. Transiger provisoirement, en accordant des auxiliaires à M. le Délégué extraordinaire, c'était s'incliner, ne fût-ce qu'un moment, devant la suprématie de l'Etat en matière d'Intendance ; c'était, en outre, prendre en face du Pouvoir une position d'infériorité vraiment humiliante, puisqu'on n'avait pas même le droit délibératif et qu'on n'était associé aux délibérations sanitaires que pour les éclairer au profit de la volonté unique d'un administrateur étranger.

Malheureusement, l'esprit de conciliation, fort honorable sans doute, mais quelquefois intempestif, l'emporta,
dans le sein du Conseil, sur un juste et légitime esprit de
résistance contre des empiétements qui n'étaient que la
réalisation d'un système poursuivi depuis longtemps.
Il est vrai que le Conseil ne voulut donner à sa décision
aucun caractère susceptible de légitimer ces empiétements.
Il limita même à un terme fort court, à celui de trois
mois, la durée du mandat des membres qu'il voulait bien
adjoindre à M. le Commissaire extraordinaire, maintenant d'ailleurs toutes ses protestations et tous ses vœux
précédents. Néanmoins cette concession, en facilitant le
fonctionnement d'un régime provisoire, eut pour effet
d'ajourner indéfiniment une solution conforme à l'intérêt
Marseillais, à laquelle le Ministre eût peut-être consenti
dans le moment de ses premières craintes.

Justement impatient de cet ajournement, et pour for-
tifier les vœux qu'il avait adressés au Gouvernement, le
Conseil municipal prit la résolution d'envoyer à Paris
deux délégués, pour exposer au ministre les besoins et les
droits de nos populations et presser un dénoûment de la
question sur des bases acceptables. De retour de leur mission le 19 septembre dernier, Messieurs les délégués ren-
daient compte au Conseil de son résultat, par la bouche
de l'un d'eux, l'honorable M. Albrand, en résumant ainsi
les promesses de M. le Ministre (1) :

« L'Intendance Sanitaire de la ville de Marseille sera rétablie; les systèmes hasardeux en matière de Santé publique seront abandonnés. Il y a lieu de maintenir les quarantaines contre l'invasion du choléra, de la fièvre jaune,
de la peste et de toutes les autres maladies épidémiques

(1) Extrait du Procès-verbal de la séance du Conseil municipal du 19 septembre 1850.

4.

ou pestilentielles qui pourraient menacer le littoral de la Méditerranée et de l'Océan, et par suite le territoire Français.

« Par conséquent, ces quarantaines ne doivent être illusoires ni dans leur durée, ni dans leurs conditions; mais il y a lieu de sauvegarder en même temps les besoins du commerce, et de concilier des intérêts qui sont tous d'une haute importance pour l'Etat.

« *A l'état seul appartient d'être le suprême régulateur de ces intérêts* et en ce qui concerne la santé publique, *la législation de 1822 a besoin d'être révisée et modifiée.* Les Intendances et les Commissions Sanitaires manquent d'un lien entr'elles; il n'y a pas d'entente commune; de là des contradictions, une sorte d'anarchie morale, la surveillance exercée par des présidents semainiers ne peut ni être suffisante ni avoir cet esprit de suite indispensable à une administration d'une nature si grave et toute pleine de sollicitudes.

« Il faut donc à cet égard compléter l'ancien système des Intendances. *Un haut surveillant, un médecin Sanitaire*, dont le titre sera plus tard mieux défini, devra être établi sur le littoral de la Méditerranée; deux sur l'Océan dont les côtes ont un développement bien plus considérable; ce sera la sentinelle avancée, l'éclaireur perpétuel, le moniteur incessant n'ayant d'autre mission, d'autre soin, d'autre charge, d'autre responsabilité que de surveiller nos côtes et le pays voisin, et d'être sans cesse en relation avec le Gouvernement.

« A côté de ce *Préfet Sanitaire* et avec lui, *mais sans qu'on puisse dès à présent fixer leurs attributions respectives*, fonctionneront les Intendances et les Commissions Sanitaires. Seulement ce qui est assuré dès aujourd'hui, c'est que le principe qu'une autorité de cette nature doit être nécessairement une autorité collective, demeure sans contestation dans l'esprit de M. le Ministre.

« Enfin , et cette dernière assurance l'emporte sur toutes les autres : *M. le Ministre déclare qu'à ses yeux l'Intendance de la Santé est une institution essentiellement
municipale* et à ce titre elle devra être assise sur des bases larges , libérales et conformes aux vœux de la population
d'une grande cité. »

Dans tout cela qu'y a-t-il sinon une révolution complète
en matière d'administration Sanitaire?

On parle d'Intendances, mais en se réservant d'en fixer
les attributions , c'est-à-dire de les humilier à un rôle se-
condaire et simplement consultatif·

Pas un mot des prérogatives municipales , pour ce qui
est de la direction de ces Intendances et de leur composition ; pas même une mention du chef de la municipalité,
comme président naturel de ces corps , conservé pourtant
à leur tête par la loi de 1822.

Au lieu de cela , la direction par l'Etat posée , comme
principe nouveau, dans la personne *d'un Préfet Sanitaire*,
agent dévoué du pouvoir central , suprême dominateur
sur tout le littoral Méditéranéen , tandis que dans le
système déjà si centralisateur de l'empire et de la restauration , il n'était question, pour les Intendances , que de
la surveillance naturelle du Préfet, comme pour tout
corps administratif, et même leur laissait-on la faculté
de correspondre directement avec le ministre.

Nous voilà donc arrivés au règne d'un administrateur
unique , *médecin Sanitaire* , flanqué d'un comité d'autres
médecins , et ayant pour correspondant à l'étranger des
docteurs *anti contagionistes.*

Aux sages précautions du passé , on va substituant,
quoiqu'on en dise , *les systèmes hasardeux de la science
médicale*, systèmes bien hasardeux en effet : car ils diffè-
rent suivant les esprits, suivant les lieux et suivant les
temps.

Tandis que toutes les sociétés médicales de France proclamaient en 1809 et 1810 le principe de la contagion, quelques-unes le repoussent aujourd'hui ; tandis qu'en France on ne croit pas à la communication de certaines maladies, on y croit en Espagne. Hyppocrate dit oui, et Galien dit non : quel malheur pour nous, si nous sommes administrés par Hyppocrate, et que Galien ait raison !

A-t-on donc oublié les tristes leçons de notre histoire? Quelqu'importunes qu'elles puissent paraître à certaines gens, optimistes quand même, il est de notre devoir de les rappeler ici.

Voici ce que nous lisons dans une relation authentique (1) de notre terrible peste de 1720, qui fauchait par jour deux milles cadavres et a jeté dans notre ville la plus grande désolation, dont le souvenir se soit perpétué jusqu'à nous.

« Les côtes du Levant étant toujours suspectes de peste, tous les bâtiments qui viennent de là à Marseille, s'arrêtent aux îles du Chateau-d'If, et les Intendants de la Santé règlent le temps et la forme de leurs quarantaines et de la purge de leur marchandises, par la qualité de leurs patentes et de la santé des lieux particuliers d'où ils viennent.

« Dans le commencement du mois de mai dernier, on apprend à Marseille que, depuis le mois de mars, la peste est, en la plupart des villes maritimes ou échelles de la Palestine et de la Syrie

« Le 25 du même mois de mai, le vaisseau du capitaine

---

(1) *Journal abrégé de ce qui s'est passé en la ville de Marseille, depuis qu'elle est affligée de la contagion,*— tiré du Mémorial de la Chambre du Conseil de l'hôtel-de-ville, tenu par le sieur Pichatty de Croissainte, conseiller et orateur de la commune, et procureur du Roy de la police.

Châtaud qui en vient, c'est-à-dire, de Scïde, de Tripoly, de Syrie et de Chypre, arrive à ces Isles, mais ses patentes sont nettes, parce qu'il en est parti depuis le **31** janvier, avant que la peste y fût.

« Il déclare pourtant aux Intendants de la Santé que dans sa route ou à Livourne où il a touché, il est mort six hommes de son équipage ; mais il fait voir *par le certificat des médecins de Santé de Livourne*, qu'ils ne sont morts que des fièvres malignes, causées par les mauvais aliments dont ils se sont nourris.

« Le **27** mai, un de ses matelots, meurt dans son bord.

« Le **28**, les Intendants le font porter dans les infirmeries ; Guérard, premier chirurgien de la Santé, le visite *et déclare par son rapport qu'il n'a aucune marque de contagion.*

« Le **29**, les Intendants règlent la purge des marchandises de la cargaison de ce vaisseau, à **40** jours entiers, comptables seulement du jour que la dernière balle en sera transportée dans les infirmeries.

.   .   .   .

« Le **12** juin, le garde de quarantaine, que les Intendants ont mis sur le vaisseau du capitaine Châtaud, y meurt ; *le même Guérard, premier chirurgien de Santé, le visite et déclare par son rapport qu'il n'a point de marque de contagion.*

« Le **14** juin, les passagers venus sur ce vaisseau ont le dernier parfum dans les infirmeries et on leur accorde l'entrée comme à l'ordinaire.

.   .   .   .   ,   .   .   .

« Le **23**, un mousse de bord du capitaine Châtaud, un portefaix qui est dans les infirmeries à la purge de ses marchandises, et un autre qui est à la purge de celles du capitaine Gabriel , arrivé récemment des mêmes parages , tombent malades ; *Rapport du même chirurgien , qu'ils n'ont aucune marque de contagion.*

« Le 24, un autre portefaix établi à la purge des mêmes marchandises du capitaine Aillaud , venu du même lieu , tombe aussi malade ; *visite , et même rapport.*

« Le 25 et 26 , mort de tous les quatre; ils sont visités; *rapport qu'ils n'ont aucune marque de contagion.*

. . . .

« Le 7 juillet, deux autres portefaix enfermés à la purge des marchandises du capitaine Châtaud, dans les infirmeries tombent malades ; le chirurgien leur trouve des tumeurs à l'aine et dit dans son rapport *qu'il ne croit pourtant pas que cela soit la peste.*

« Le 8 un troisième portefaix , tombe aussi malade; ce chirurgien lui trouve une enflure à la partie supérieure de la cuisse , et alors il déclare que cela lui paraît une marque de contagion et qu'il demande à consulter.

« Les Intendants appellent à l'instant trois autres maîtres chirurgiens pour les visiter. Rapport qu'ils sont tous réellement atteints de la peste.

« Le 9, ces pestiférés étant morts, on les enterre dans la chaux vive et on brûle toutes leurs hardes. »

Ainsi , *six fois* les médecins avaient été appelés à se prononcer sur la nature de la maladie importée par les navires venus de pays infectés de peste , une fois à Livourne , et cinq fois à Marseille, et malgré la simultanéité des mêmes symptômes, chez les individus atteints , malgré la promptitude des décès , malgré les nouvelles reçues postérieurement et qui attestaient à n'en pas douter l'existence d'une épidémie pestilentielle dans les lieux de provenance *par six fois* ils nièrent la présence du terrible venin asiatique.

Nonobstant leurs rapports, les Intendants de la Santé avaient bien pris quelques précautions, entr'autres celles, de faire enterrer dans la chaux vive tous les cadavres des personnes mortes dans l'enceinte du Lazaret ; de faire retirer de l'île de Pomègue les trois vaisseaux des capitaines Châtaud, Aillaud et Gabriel, de les envoyer à une île écartée, appelée Jarre, pour y recommencer leur quarantaine; et de faire fermer l'enclos où leurs marchandises étaient en purge, sans en laisser sortir les portefaix employés à les évanter.

Mais ces rapports avaient été cause que le 14 juin, c'est-à-dire, 20 jours à peine après l'arrivée du vaisseau du capitaine Châtaud, on avait accordé l'entrée aux passagers venus sur ce vaisseau, et, grâce à ce relâchement de précaution, la peste fut introduite dans la ville, où elle éclata le 20 juin, en frappant une femme à la rue de l'Échelle.

Du 20 juin au 10 décembre, c'est-à-dire pendant près de six mois entiers, ce terrible fléau promena ses ravages au milieu de notre cité consternée.

Le nombre des morts était tel qu'il était impossible de les enterrer ; on les jetait dans les rues où s'accumulaient des monceaux de cadavres. Trente neuf mille victimes succombèrent aux funestes atteintes du fléau. La famine était venue joindre ses horreurs à celles de la mort; et sans le courage de ses administrateurs municipaux, dont les noms devraient être gravés en lettres d'or sur le fronton de tous nos monuments et sur le marbre de toutes nos rues ; sans le dévoûment héroïque des Estelle, des Moustier, des Dieudé, des Audemar, de l'assesseur Pichatty de Croissainte; sans l'admirable concours que leur prêtèrent le Viguier de Pilles, et le commandant Langeron, le chevalier Rose, le Jésuite Lever, les chanoines Boujarel, Estay et Guérin, les Rigord, les Capus, les Rolland,

les docteurs Peyssonnel père et fils, Chicoynau, etc., et
tant d'autres bons citoyens ; sans les vertus éclatantes et
la charité apostolique du pieux Belsunce qui se dévoua tout
entier à ses ouailles, comme le bon pasteur à ses brebis ; enfin, sans l'intervention de la protection divine,sans la grâce
et la miséricorde de celui qui daigna se laisser fléchir par
une invocation faite en faveur de notre population désolée
au cœur adorable de son divin fils, qui peut dire jusqu'où
aurait pû aller l'excès de ses misères ? Qui peut affirmer
que Marseille eût conservé un seul de ses enfants?

Guérard traitait d'ignorants les médecins qui avaient vu
le mal et qui voulaient le conjurer. « Il tint, disent MM.
Méry et Guidon, dans la relation qu'ils donnent de ces
tristes événements (1), les mêmes propos que bien des
docteurs de notre époque colportent et impriment avec
une homicide imprudence. » Il ne croyait pas à la peste,
comme d'autres aujourd'hui ne croient pas à l'importation
du choléra. Il porta la peine de son incrédulité ; car il
mourut bientôt après, avec une partie de sa famille, du
mal qu'il avait nié. Mais cette mort ne racheta pas celle
de tant de malheureuses victimes!..

Nous en avons assez dit sur la situation que voudrait
nous faire M. le Ministre du commerce.

Au point de vue sanitaire, cette situation est, on le voit,
pleine de périls pour la Cité.

Au point de vue administratif, elle n'est guère plus heureuse; car elle est incapable, d'imprimer à l'établissement qui s'y rattacherait, ce degré de confiance si nécessaire pourtant à ce genre d'Institution.

Que deviendrait, en effet, la confiance, en face d'un pareil
état de choses? confiance des populations françaises, con-

(1) *Histoire des Actes et Délibérations du Corps et du Conseil
municipal de la ville de Marseille*, tom. vi, p. 125.

fiance des nations étrangères? Et cependant, n'est-ce pas
là un élément indispensable pour la continuité ininter-
rompue de ces relations maritimes qu'on a si fort à cœur
de favoriser?

On a vu l'impression produite sur les états Italiens par
les dernières mesures du Gouvernement. Qu'a gagné notre
commerce au redoublement de rigueurs que ces mesures
ont provoqué chez l'Etranger, à l'égard de nos provenances?

Tandis que les navires et les cargaisons venant des ports
étrangers, étaient admis à la libre pratique dans notre
port, nos navires et nos marchandises étaient, sur le littoral de l'Italie ou ailleurs, frappés de quarantaines s'éle-
vant jusqu'à une durée de quarante jours pleins. Notre
état sanitaire, à peine altéré un moment, était redevenu
excellent, qu'on nous tenait encore pour suspects. Nous
étions, par rapport à l'Europe civilisée, ce que les nations
barbares étaient naguère par rapport à la France.

Y a-t-il là avantage? nous le demandons; et notre commerce n'a-t-il pas été le premier à souffrir de ce prétendu
progrès?

Et nos populations du Midi, si profondément impres-
sionnables! Une administration exotique frappée, par
avance, à leurs yeux, d'un cachet de répulsion, pourrait-
elle jamais exercer sur elles une influence suffisante, au
cas de l'invasion d'une épidémie!sérieuse? Cette administration ne serait-elle pas exposée elle-même toute la
première, à supposer qu'elle fît son devoir en restant à
son poste, à cette irritation des masses si difficile souvent
à contenir dans les moments de désastres publics, même
lorsqu'elle est sans excuse et sans justification?

Est-il possible de faire le bien, lorsqu'on n'a ni la force
morale du commandement, ni le prestige qui commande
le respect et l'obéissance?

La solution de M. Dumas ne saurait donc nous satisfaire ni quant aux principes, ni quant à l'application. Nous sommes d'accord là-dessus avec un journal de notre ville qu'on ne saurait accuser d'opposition passionnée vis-à-vis du Pouvoir, mais qui, dans la question qui nous occupe, s'est montré l'organe courageux et intelligent de l'opinion Marseillaise.

« Si c'est-là, disait la *Gazette du Midi* (1), au sujet du compte-rendu de l'honorable M. Albrand, ce qu'on appelle rétablir l'Intendance, assurément le Pouvoir ne fait pas une bien large concession. Vainement M. Dumas ajoute-t-il qu'à ses yeux l'Intendance de la Santé est une Institution *essentiellement municipale*, et qu'elle devra être assise sur des bases *larges*, *libérales* et *conformes aux vœux de la population*. Municipale ou non, son Intendance restera les bras croisés, entre la surveillance du Commissaire et l'action des bureaux de Paris, et la base fort étroite assurément qu'on lui assigne entre deux sièges, ne paraîtra jamais bien solide au gros bon sens marseillais.

« M. le Ministre a déclaré ne pouvoir fixer, dès à-présent, les attributions respectives de ces deux pouvoirs, dont l'un sera tout et l'autre rien. On serait embarrassé à moins. Les bureaux y mettront bon ordre. On nous donne un général avec un plan de compagne obligé; si, après cela, on veut bien nous laisser un conseil de guerre, c'est *par égard pour nos préventions*, comme disait le *Moniteur*.

« M. Dumas nous assure que les systèmes hasardeux, en matière de Santé publique, sont abandonnés..... Oui, M. Dumas a sincèrement abandonné les systèmes d'Aubert-Roche et du Conseil d'hygiène; mais ses bureaux y tiennent fort et ferme, et la preuve en est dans cette obstination

(1) *Gazette* des 29 et 30 septembre 1850.

à livrer la Santé publique à un médecin selon le cœur du Comité, et qui n'agira que d'après les ordres directs ou indirects de cette corporation anti-quaranténaire.

« La mission du médecin est toute autre que celle de l'Intendance sanitaire, et c'est par une véritable confusion, que l'on veut donner le soin d'écarter les maladies pestilentielles à celui dont la mission est de les étudier, dans l'intérêt de la science et de l'art de guérir, mais qui ne doit pas régler la défense d'un grand pays, sur ses observations, ses systèmes, ses convictions particulières. Cette vérité est si bien comprise partout ailleurs qu'à Paris, que, sur le littoral entier de la Méditerranée, on voit des Intendances formées de négociants et de marins, décider de l'admission ou de la non-admission des navires, tandis que des médecins, appelés ou entretenus par ces défenseurs de la santé publique, se bornent à examiner l'état sanitaire de tel ou tel bâtiment, de tel ou tel individu qu'on leur désigne, et à donner leurs soins aux malades dans l'enceinte des lazarets.

« Quant aux reproches que M. Dumas fait à nos anciennes Intendances, il nous suffira de quelques faits, pour les réduire à leur juste valeur.

A l'État seul il appartient d'être le suprême régulateur des intérêts sanitaires, et la législation de 1822 a besoin d'être révisée et modifiée.

« On a mieux fait : *on l'a détruite;* et l'on a tourné à la ruine des Institutions sanitaires ce que Louis xviii avait fait pour les rendre plus générales et en étendre les bienfaits aux côtes de l'Océan, menacées par la fièvre jaune qui désolait la Catalogne, et se manifesta, un an après, au port du Passage, près Saint-Sébastien.

« Les lois sanitaires, dans leur ensemble et leur généralité, doivent être préparées par l'Etat (1) ; mais, si un pouvoir discrétionnaire n'est pas donné aux Administrations sanitaires, pour les cas urgents et exceptionnels, les plus redoutables dangers se présenteront à chaque instant: la loi est une, absolue ; elle ne peut se plier aux circonstances qu'elle n'a pas prévues, encore moins prévoir toutes celles qui peuvent se présenter. Quand elle aura indiqué les maladies réputées pestilentielles et fixé des quarantaines pour chacune d'elles, tout sera dit ; et l'on verra des capitaines étrangers, dans la position la plus compromise, mais non prévue à Paris, demander l'entrée, de par la loi, et menacer de forcer le port.

« Que fera-t-on, d'ailleurs, si une maladie autre que celles qui sont inscrites dans la loi, règne sur un navire avec une intensité dangereuse? Faudra-t-il, de par la loi, compromettre la santé publique, comme on le fit en 1826 pour un navire venant de la côte d'Afrique, et sur lequel la petite vérole la plus maligne exerçait ses ravages? On n'osa pas prononcer la quarantaine, en dehors d'une loi : les malades furent débarqués ; il en résulta une épidémie qui fit périr douze cents personnes, attaquant même les vaccinés, exempts jusque-là, et raviva, pour ainsi dire, une maladie qui, après 800 ans de règne, s'était notablement affaiblie, et qui maintenant reparaît, à certains intervalles, avec une redoutable intensité.

« Si les Intendances et les Administrations Sanitaires manquent de lien entre elles, la faute en est au Gouvernement, qui a détruit ce lien. Aux termes des anciens réglements, l'Intendance de Marseille avait la suprématie sur tous les Bureaux sanitaires du Midi, depuis Antibes

(1) Avec le concours toutefois des Administrations locales, qui doivent toujours être consultées, et dont l'avis doit être pris en grande considération.   (*Note de l'Auteur.*)

jusqu'à Port-Vendres. A cette époque, on n'aurait pas vu Toulon recevoir à libre pratique des provenances pour lesquelles Marseille aurait prescrit la quarantaine. Cette subordination doit être rétablie. Mais pourquoi veut-on la donner à un Médecin désigné par le Comité d'hygiène et dépendant des bureaux, au lieu de la rendre aux véritables défenseurs de la Santé publique.

« Il en est à peu près de même de la surveillance pour laquelle on se croit obligé de nous imposer un successeur du Commissaire extraordinaire. Est-ce que, du temps de ces *présidents-semainiers* qu'il est de mode d'attaquer, l'Intendance n'était pas exactement renseignée sur tous les événements qui pouvaient intéresser la santé publique? Est-ce que les Consuls ou Agents de la France à l'Etranger, les Magistrats et Fonctionnaires du littoral et même de l'intérieur, n'étaient pas tenus de l'avertir de ce qui se passait, dans le voisinage, en fait d'arrivages ou de maladies suspectes? Mais alors on n'avait pas fait, des quarantaines et de l'Intendance, un objet de haine et de dérision pour tout ce qui tient, de loin ou de près, au Gouvernement ; on n'avait pas mis la main sur la caisse de l'Intendance, et celle-ci avait de quoi payer les ports des lettres aux Consuls, et même les indemniser des frais et subventions que leur imposait la nécessité d'être au courant des événements sanitaires. Cela coûtait beaucoup moins que ces docteurs à 12,000 francs que M. Prus a fait installer sur les six principales Echelles du Levant, où ils rédigent les patentes sur le dire des Consuls et des Administrateurs sanitaires de la localité, et tâchent de se faire une clientèle civique, pour arrondir la somme de leurs appointements.

« En résumé, notre sort est dans les mains du Conseil des Ministres et, après, d'une assemblée dans laquelle domine l'influence des *systèmes hasardeux*. Donc, malgré la bonne foi de M. Dumas, et des promesses qu'il n'était pas au pouvoir de nos délégués de rendre plus explicites, Marseille a besoin de veiller et d'exciter le zèle de ses Représentants, si elle ne veut que pour elle tout se réduise, en fin de compte, à ce qui existe aujourd'hui, si ce n'est que le Commissaire sera plus dépendant des bureaux et les Adjoints consultatifs plus nombreux et moins écoutés. »

IV

CONCLUSION.

○

La question est aujourd'hui nettement posée. Elle est
entre la suprématie du droit municipal ou la suprématie
du droit de l'Etat. De deux choses l'une : ou la direction
de l'Administration Sanitaire rentrera dans les mains de
l'Administration Communale, par le triomphe et la con-
sécration nouvelle des véritables principes, ou elle passera
d'une manière absolue entre les mains du pouvoir, qui,
de ce moment, disposera en maître de notre droit le plus
précieux, celui de veiller sur notre propre vie.

Tout système mixte est désormais impossible.

La législation de 1822 a été détruite pièce à pièce, nous
l'avons vu. Il faudrait donc, pour pouvoir y revenir, la
recomposer tout entière de la base au sommet, rétablir
le système des trois patentes, des quarantaines plus sé-
rieuses et plus efficaces, chasser des Conseils de l'Administration l'esprit médical qui les a envahis ; toutes choses fort
difficiles. Il faudrait en même temps relever les Administrations Sanitaire locales, en les replaçant sous la présidence du Maire et en leur laissant une certaine latitude
dans l'application des règlements.

Hors de là, le retour à la législation de 1822 ne serait qu'un mensonge : et comment en faire une vérité, lorsque les efforts réunis des conseils locaux, toujours sur la brèche pour protester contre les témérités gouvernementales; de la députation des Bouches-du-Rhône, dont tous les membres et parmi eux notamment l'honorable M. Sauvaire-Barthélemy, ont mis, au service de nos intérêts Sanitaires, leur zèle et leur haute influence ; et enfin les démarches des honorables délégués du Conseil municipal, si pleins d'intelligence et de dévoûment dans l'acomplissement de leur mission, y ont échoué jusqu'à ce jour ?

D'ailleurs à supposer que tout fut acquis et la réorganisation de notre Intendance décidée sur la base de la loi du 3 mars, quelle serait la durée de cette concession ? L'État ne serait-il pas toujours libre de tout renverser le lendemain ? Quelles garanties aurait-on contre ses nouvelles velléités d'empiètement ? Croit-on que le Gouvernement supporterait long-temps des administrations opposées à son esprit et décidées à lui résister? Toujours placées sous sa dépendance, elles seraient brisées par lui, au premier conflit, comme un instrument indocile.

Demander la réorganisation pûre et simple de l'intendance Sanitaire, sans déterminer les conditions de cette réorganisation, c'est donc s'exposer à n'aboutir qu'à un replâtrage complètement stérile.

D'ailleurs on sait aujourd'hui, à n'en pas douter, que le Gouvernement ne veut plus de l'Intendance, telle qu'elle était constituée par la loi de 1822. Cette combinaison substituée au vieux système municipal est aujourd'hui à terre, sans qu'on songe à la relever ; et elle est même à la veille, assure-t-on, d'être remplacée par une combinaison nouvelle qui livrerait les affaires de la Santé aux mains d'un directeur, agent officiel de l'Etat pour la surveillance de tout le littoral de la Méditerranée, imprégné de son esprit, n'agissant que par ses inspirations.

Il est vrai que pour obtenir le sacrifice complet de nos prérogatives municipales et faire accepter la direction gouvernementale dans une matière essentiellement d'intérêt local, on prouvet de placer un conseil à côté de ce directeur ; mais on ne s'en réserve pas moins le pouvoir exécutif, c'est-à-dire, le droit exclusif d'administrer.

Ce droit serait-il modifié par l'influence d'un Conseil Sanitaire, qui déjà ferait descendre notre ancienne Intendance de son rang de corps indépendant, délibérant et administrant tout à la fois, au rôle d'un simple comité, assistant une administration prise en dehors de 'son sein et déléguée par un pouvoir supérieur? pour le savoir, voyons quelles seraient la composition et les attributions de ce conseil.

Il serait composé, à ce que l'on prétend, de neuf personnes, dont trois seulement choisies parmi les membres du Conseil municipal, trois parmi les membres du Conseil général, et trois parmi ceux de la Chambre de Commerce. Cette organisation présenterait à nos yeux un double inconvénient.

Le premier, c'est qu'il enlèverait au Conseil Sanitaire, son caractère exclusivement municipal, en transportant au département ou à la Chambre commerciale un droit de représentation qui ne leur a jamais appartenu. Le Gouvernement n'est pas fâché de dénaturer ainsi, indirectement, notre vieille institution Sanitaire.

Le second, c'est que les membres de ce Conseil ne seraient pas exclusivement consacrés à l'examen et à la direction des affaires Sanitaires, comme l'ont toujours été les anciens Intendants. Ils devraient cumuler ces nouvelles fonctions avec d'autres fonctions administratives, déjà fort importantes, et surtout très absorbantes pour l'homme le moins occupé d'affaires personnelles; en sorte que, quel

5

que fût leur zèle , il leur resterait bien peu de temps à
consacrer aux grands intérêts de la Santé publique.

Quant aux attributions de ce Conseil, quelles seraient-
elles? Aurait il voix consultative ? ou voix délibérative ?

Si son rôle était pûrement consultatif , évidemment il
serait illusoire ; il serait de plus dangereux, car il aurait
l'air de couvrir, de je ne sais quelle faveur locale, tous les
les actes pûrement volontaires de M. le directeur de la
Santé.

Ce rôle serait-il délibératif? De deux choses l'une : ou
le Conseil serait indépendant, représenterait l'esprit de
résistance de la population à toutes les tendances nouvelles de la loi et de l'administration centrale ; de là conflit
à la première délibération avec l'agent ministériel , et en
cas de persistance, destitution en masse pour venger l'autorité méconnue de cet agent que le pouvoir ne saurait sa-
crifier ; ou bien , ce qui n'est pas probable, mais ce qui
malheureusement est possible, ce conseil n'aurait pas
toute l'énergie suffisante pour s'opposer aux résolutions
trop hardies du directeur Sanitaire , et, surprise dans sa
confiance, la population Marseillaise se trouverait livrée,
sans le savoir, aux funestes périls d'une administration im-
prudente.

Et quelque peu digne de fixer l'attention que puisse paraître cette dernière hypothèse , si l'on ne considère que
les intentions et le dévoûment de tous les marseillais qui
seraient appelés à faire partie du Conseil de Santé , cependant, en entrant plus profondément dans le secret de
l'organisation nouvelle , on comprend qu'elle vaille la
peine d'être examinée; car enfin, le Conseil Sanitaire ne
sera pas constitué tout entier le surveillant quotidien des
actes de M. le Directeur. Il sera représenté journellement
auprès de lui par un de ses membres seulement. On ferait
revivre ainsi le président semainier de la loi de 1822,

avec cette différence toutefois, que ce dignitaire ne rencon-
trait pas à côté de lui un pouvoir parallèle ou supérieur
au sien et n'était assujetti à aucune espèce d'influence ;
qu'il était le directeur suprême, l'administrateur souve-
rain de la Santé pour l'exécution des délibérations de
l'Intendance dont il était membre et qu'il avait pour mission de représenter dans la conduite des affaires couran-
tes, tandis que le délégué du nouveau Conseil Sanitaire se
trouverait en contact avec un fonctionnaire puissant par
le crédit, influant par la science, maître de cette autorité
d'exécution dont il serait dépouillé lui même. Quelle que
fut d'ailleurs l'honnêteté de son caractère personnel, son
indépendance naturelle, et la mesure de ses scrupules, si
respectables quand il s'agit du premier intérêt d'une grande
cité, toutes ces qualités d'un bon Intendant ne courraient-
elles pas grand risque de s'altérer à ce contact ?

N'importe le point de vue sous lequel on envisage la solution proposée, elle aboutit donc forcément à la destruction de la direction locale au profit de la direction de l'Etat.

Ce but définitif des négociations actuelles ne s'est-il pas
révélé assez clairement à propos de l'inauguration de l'établissement Sanitaire du Frioul? Était-il bien convenable
de la part du Gouvernement, dans le moment où il pro-
mettait le rétablissement prochain de notre Intendance,
de faire présider par son délégué provisoire une cérémo-
nie, dont, au contraire, il était si naturel de réserver l'honneur à une administration définitive ? Eût-on mis tant
d'empressement à faire consacrer par la religion la translation du nouveau Lazaret, si on n'avait voulu faire acte
d'autorité en face de notre population? Si on n'eût eu à
tâche d'effacer les représentants de l'Administration locale, eût-on manqué, comme on l'a fait, aux lois les plus
strictes de la bienséance, en n'associant pas aux invita-
tions faites dans cette circonstance par M. le délégué ex-

traordinaire les trois membres du Conseil municipal adjoints pourtant à ses travaux ?

La majorité du Conseil ne pouvait qu'être vivement
blessée d'un pareil procédé. Aussi a-t-elle crû devoir, par
son abstention, protester contre son étrangeté, et se priver,
dans l'intérêt de la dignité de ses fonctions et du maintien
des droits de la cité, d'assister à cette fête religieuse. Elle
eût été pourtant bien heureuse de s'empresser autour de
son vénérable Evêque, pour appeler avec lui les béné-
dictions du ciel sur l'hospice nouveau, et recueillir de ses
lèvres, inspirées par la charité évangélique, quelques-
unes de ces éloquentes paroles, comme il en prononce
toujours dans les grandes solennités où son Autorité
spirituelle a mission d'intervenir.

Tout, dans la théorie comme dans les faits, vient
donc confirmer notre opinion, qu'en fait d'Administration Sanitaire, nous marchons à la direction absolue de
l'Etat.

Or, nous avons vu que cette direction, c'était nécessairement : la destruction de toutes nos garanties quaranténaires ; la domination de l'esprit médical, si fatal par
ses appréciations hasardées ; le triomphe des intérêts du
Nord sur les intérêts du Midi ; enfin le sacrifice, non seulement de notre droit local le plus précieux, celui de légitime défense, non seulement de nos vieilles traditions
législatives depuis le 16ᵉ siècle jusqu'à la révolution, mais
encore de l'existence peut-être de nos populations méridionales, qui, une fois empestées, seraient mises, par le
Gouvernement lui-même, à l'Etat de blocus effectif.

Le Gouvernement ne saurait de son propre chef résister
à ces entraînements auxquels nous le savons condamné
par la pression de toutes les influences centrales. Or, pour
le défendre de ces entraînements, pour en défendre surtout

l'Administration Sanitaire , il n'est qu'un moyen : c'est
d'arracher cette administration à sa domination exclusive,
en la faisant rentrer sous la dépendance de l'Autorité
municipale. C'est là là seule manière d'assurer définitivement et l'indépendance de l'Etat et celle de notre future
Intendance.

Par son détachement du principe municipal , notre
vieille institution Sanitaire s'est trouvée ébranlée ; par le
fait de sa première usurpation des droits du Conseil de
ville relatif à l'élection de ses membres , notre Intendance
Marseillaise est tombée sous le coup des usurpations du
pouvoir central, auquel elle s'était livrée. C'est en renouant
ses liens originels , c'est en se retrempant dans la source
primitive de ses pouvoirs, qu'elle retrouvera une nouvelle
vie et l'assurance de sa perpétuité.

L'élection des Intendants de la Santé par le Conseil municipal , leur liberté d'action administrative dans une certaine limite , n'enlèverait pas au Gouvernement ses droits
de haute surveillance , et même de répression en cas d'a-
bus. Mais ce ne serait alors qu'avec plus de réserve et pour
des motifs vraiment légitimes qu'il userait du pouvoir suprême de dissolution: car il ne saurait frapper le corps
Sanitaire , sans atteindre derrière lui le corps municipal
qui l'aurait élu et dont il serait la délégation.

Le pouvoir pourrait bien casser l'Intendance ; mais il
serait impuissant à casser le droit municipal , et si , la
résistance du Conseil de ville lui déplaisant , il allait jusqu'à fouler aux pieds ses prérogatives naturelles et à révo-
quer ses membres, il rencontrerait alors en face de lui,
une force qui le ferait reculer : la force morale de tout
une population décidée à défendre ses droits, en réélisant
ses dignes et courageux représentants.

C'est donc le droit municipal qu'il faut relever et non

pas, seulement un établissement administratif plus ou moins précaire. Hâtons-nous d'ajouter que le droit municipal se confond ici d'une manière complète avec l'intérêt Marseillais, envisagé sous tous ses aspects ; non seulement l'intérêt d'existence, surtout l'intérêt sacré du pauvre, qui, faute de ressources, ne peut pas se soustraire, lui, aux terribles atteintes des épidémies et est souvent condamné à y succomber ou à y voir succomber les êtres chéris qui consolaient sa misère , mais encore l'intérêt financier , l'intérêt commercial ou industriel , c'est-à-dire , l'intérêt du pauvre comme celui du riche.

Quel est en effet le bùt que l'on poursuit, si maladroitement à notre avis? C'est l'équilibration des quarantaines sur une base rationnelle dans les divers ports d'Europe. Eh bien ce but ne saurait être atteint que par la résurrection de notre Intendance Sanitaire dans des conditions municipales ; car elles sont seules capables d'inspirer de la confiance aux gouvernements étrangers.

Tout n'est-il pas essentiellement municipal dans l'Administration Sanitaire? et M. le Mininistre du commerce n'a-t-il pas été obligé, pour faciliter la mission de son délégué, de le reconnaître lui-même, en faisant un appel au Conseil Municipal? Comment est-il possible de séparer absolument de l'Administration communale, une Administration qui a besoin d'elle à tout instant, soit pour connaître l'état de la mortalité journalière, la nature et la cause des décès, soit pour avoir les renseignements locaux de tous genres qui doivent lui servir à baser ses décisions et les communications qu'elle est tenue de faire aux Représentants des puissances étrangères. De là , entre ces deux Administrations, un lien nécessaire, dont le rétablissement peut seul offrir la garantie d'un bon et utile fonctionnement.

Du reste, qu'on ne s'effraie pas des longues quarantaines,

et qu'on ne craigne pas leur retour avec une **Adminis-**
tration telle qu'elle était autrefois et que nous la désirons.
Jamais le *maximum* de durée des quarantaines ne dé-
passera celui de la durée des incubations dans les cas
les plus défavorables, et ce maximum n'excède pas
lui-même une limite raisonnable. Ce qu'il faut rechercher
avant tout, dans l'intérêt du commerce, c'est la proportionnalité dans les règles Sanitaires adoptées par les divers
Etats : la marchandise pourra toujours supporter une
augmentation de frais généralement accepté, et la sûreté
des populations se concilier ainsi avec l'intérêt commercial
bien entendu.

Or, cette proportionnalité des règles Sanitaires, nous
ne pourrons pas l'obtenir, si nous reculons vers la barbarie
par nos réglements, et si nous discréditons, aux yeux de
l'Etranger, notre propre Administration, en y introduisant
des éléments compromettants.

Si donc, tout établit, tout justifie, la justice comme l'intérêt, notre vieux droit municipal dans ses rapports avec
l'Administration Sanitaire, proclamons-le hautement et
avec confiance, en face du système que l'on nous annonce
et qui en serait la négation complète.

Quelques esprits se croyant habiles, parce qu'ils ne vi-
sent qu'au succès immédiat qui leur échappe toujours,
riront peut-être de notre hardiesse. Ils nous demanderont
à l'aide de quel secret nous espérons parvenir à faire
triompher ce droit municipal dont la réalisation pratique
semble aujourd'hui une impossibilité. Nous leur répon-
drons : A l'aide de la force de ce droit lui-même.

Que nos honorables et chers Concitoyens comprennent
cette force ! qu'ils l'appuient, non pas de démonstrations
bruyantes et irrégulières, sentant un peu trop la révolution, et susceptibles quelquefois de faire douter de la

meilleure des causes; mais de manifestations légales et
pacifiques, comme il convient à des hommes armés de
réclamations justes et sacrées. Qu'ils se mettent en devoir
de pétitionner et de faire connaître au Gouvernement,
par des Adresses couvertes de milliers de signatures, la
légitimité de leur droits et de leurs vœux ; qu'ils ne se las-
sent pas d'exercer sur le Pouvoir cette pression salutaire
de l'opinion publique, si respectable en elle-même, si puis-
sante par l'effet du temps et de la persévérance!

Que la presse vienne en aide à la population dans cette
sainte croisade contre les abus de la centralisation et le
despotisme ministériel ! qu'elle continue à opposer les
traditions du passé aux innovations du présent, l'expérience aux théories, le bon sens à la science, le droit de
vivre au droit homicide d'un progrès aveugle !

Que, suivant les traces de ses devanciers, comme il l'a
fait jusqu'à ce jour toutes les fois qu'il s'est agi des grands
intérêts de la Cité, le Conseil Municipal fasse encore entendre sa voix pour protester au nom du Droit com-
munal méconnu, de l'Intérêt local sacrifié ! qu'il ne s'arrête pas surtout dans un milieu trompeur !.... Il n'est pas
de milieu sûr entre deux principes.

Que les Conseils locaux du département et des départe-
ments intéressés à la protection de nos côtes, appuient
toujours de leurs vœux et de leur influence le Conseil
Municipal de Marseille !

Surtout, qu'on repousse de toutes parts les combinai-
sons contraires à nos franchises municipales, par conséquent impuissantes à réaliser le bien ; et que, pour les
rendre impossibles, nul Marseillais ne consente à leur
prêter son concours!

Et l'on finira par l'emporter sur les préventions, par

triompher des résistances, par obtenir justice d'un Pouvoir qui n'est pas encore prêt à l'accorder. La raison, comme disait un homme illustre, finit toujours par avoir raison.

Les évènements eux-mêmes, venant en aide à nos efforts, aideront à notre succès. Ils seront une nouvelle preuve de ce vieil axiôme : que la nature des choses étant concordante au droit résiste toujours aux établissements qui lui sont contraires, et qu'il faut y revenir forcément pour tout rétablir dans son état naturel.

Et si, ce qu'à Dieu ne plaise ! pour nous punir de l'avoir tentée, la Providence permettait que ces événements fussent funestes à la Cité; si le Pouvoir municipal, imploré dans le danger comme un Sauveur, ne devait reprendre son empire dans la direction des choses Sanitaires qu'à travers des désastres publics, au moins aurait-on la justice de reconnaître qu'une voix, inspirée par le seul patriotisme, s'était élevée pour les prévenir, et que c'était, comme barrière contre leur invasion, que nous avions travaillé, dans la mesure de nos faibles forces, à relever le vieux rempart de nos traditions et de nos libertés communales.

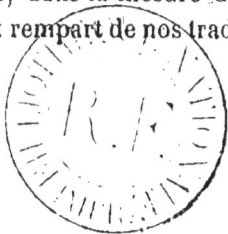

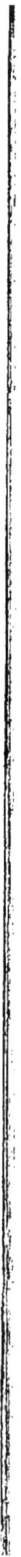

TABLE

◆

www.ingramcontent.com/pod-product-compliance
Lightning Source LLC
Chambersburg PA
CBHW050627210326
41521CB00008B/1420